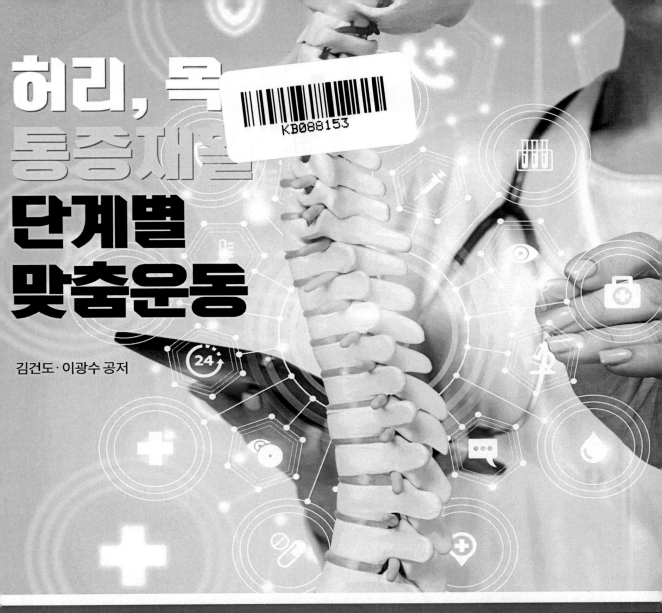

허리, 목 통증재활 단계별 맞춤운동

김건도 · 이광수 공저

여덟가지 **쉬운 동작**으로 **2주씩 따라**하면 빠르게 **회복**되는 종합재활운동 지침서

아픈 허리 등과 목까지 위협한다.
PNF 스트레칭원리를 응용한 근수축-이완-선천 단게에 따른 과학적 재활접근
핵심 8동작 2주씩 단계별 맞춤운동으로 4~8주 만에 치유되는 목, 허리, 통증 재활운동

인간의 허리는 몸의 균형을 유지하기 위해 평소 체중의 60%에 달하는 하중을 부담하고 있다. 특히 나쁜 자세는 그 부담을 한층 더 가중시켜 허리에 무리가 가게 함으로써 요통을 유발하는 것으로 알려져 있다. 인구의 60~80%가 요통 또는 척추 상해에 시달리고 있다고 추정되고 있으며, 특히 골프선수를 포함 80% 이상의 운동선수들은 평생 한 번 이상의 요통을 경험하는 것으로 보고되고 있다.

요통의 원인은 다양하지만 디스크를 포함한 척추와 근육기능 이상인 경우가 많으며, 요통이 생기면 디스크라고 하지만 실제 디스크 탈출증에 의한 심각한 요통은 흔하지 않다. 대부분 근육통과 관련된 통증은 재활운동과 같은 보존적인 치료에 의하여 완치될 수 있고, 수술이 필요한 경우는 약 2~5%에 불과하다고 보고되고 있다 (Crenshaw, 1992).

일반적인 경우 목과 허리를 분리해서 생각하는 경향이 많은데, 등이나 목에 디스크가 없다고 해도 허리에 통증이 생기거나 근육이 수축하면 등과 목을 잡아주는 근육도 같이 긴장을 하기 때문에 아픈 증상이 올 수 있다. 허리는 척추 전체를 떠받치고 있고 등과 목이 톱니바퀴처럼 연결되어 서로 상호작용을 한다. 그래서 허리 병이 지속되면 등이나 목에 통증이 생기고, 심하면 목이나 등에 디스크탈출증을 발생시킬 수 있다.

　시중에 요통치료에 관련된 책들이 다수 소개되고 있으나 동작을 이해하고 따라하기에는 내용이 난해하거나 어려운 운동 동작들로 구성되어 있는 경우를 많이 볼 수 있다. 실제 어떤 동작부터 시작하여 하루 몇 가지 동작, 얼마 동안 운동을 해야 되는지 설명하는 서적은 그리 많지 않은 것이 현실이다.

이에 본서는 허리 · 목 통증에 대한 원인분석과 이해를 돕는 것은 물론 운동 부하원리를 포함한 근 유연성증진, 근기능강화, 근신경 안정성 강화 등을 동시에 고려하여 낮은 강도, 쉬운 동작에서부터 힘든 동작까지 단계별로 운동방법을 구성하였다. 또한, 일상생활에서의 주의사항 그리고 PNF 원리를 응용한 단계별 운동 여덟 가지를 과학적 순서로 나열하여 운동재활의 효과를 극대화하였다. 단계별 접근에 어려움을 느끼는 분들을 위해 핵심 동작을 종합 정리해 두어 연세가 많은 분들도 쉽게 따라할 수 있도록 구성하였다.

아무쪼록 본서가 허리 · 목 통증으로 고통받는 많은 분들에게 도움이 되고, 나아가 제3세계 사람을 포함하여 최신의 의료혜택을 받지 못하는 모든 사람들께 보탬이 되는 책이 되기를 기원해본다. 이 책이 나오기까지 촬영 장소를 제공해주신 김재구 박사님, 서정일 사장님, 바쁜 일정 가운데 사진촬영에 흔쾌히 응해준 김주성, 마현아,

민들래, 강다운, 정영민 님과 사진촬영을 담당해주신 공주영상대 김관진 교수님께도 진심으로 감사드린다.

끝으로 어려운 출판 환경에서도 열정적 관심과 헌신으로 본서가 출판되도록 도와주신 스포츠북스 김기봉 사장님을 비롯한 관계자 여러분께도 깊은 감사를 드리는 바이다.

2013년 4월
저자 일동

차 례 CONTENTS

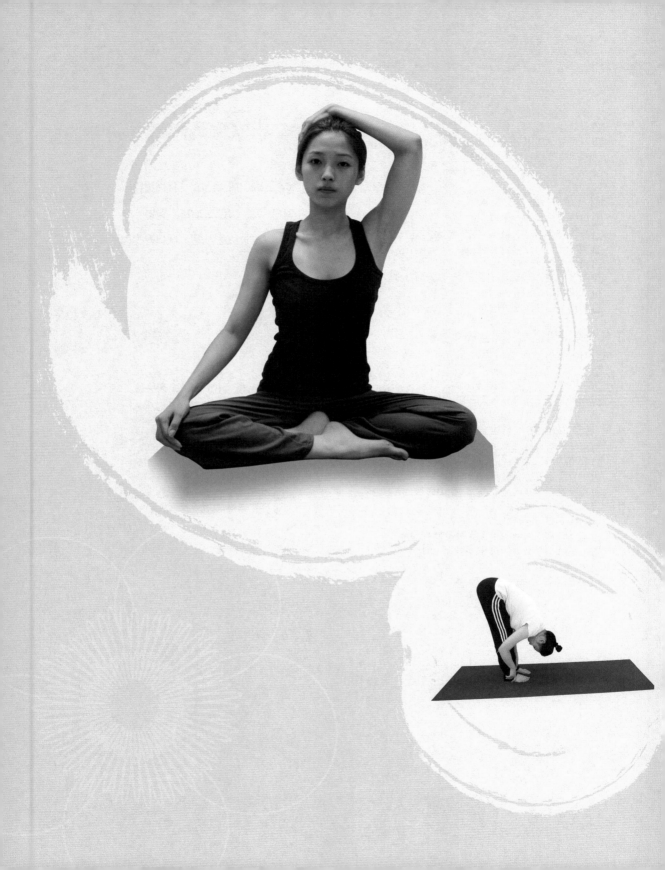

PART 1 :: 허리, 목
통증 이해

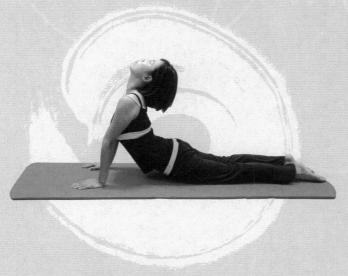

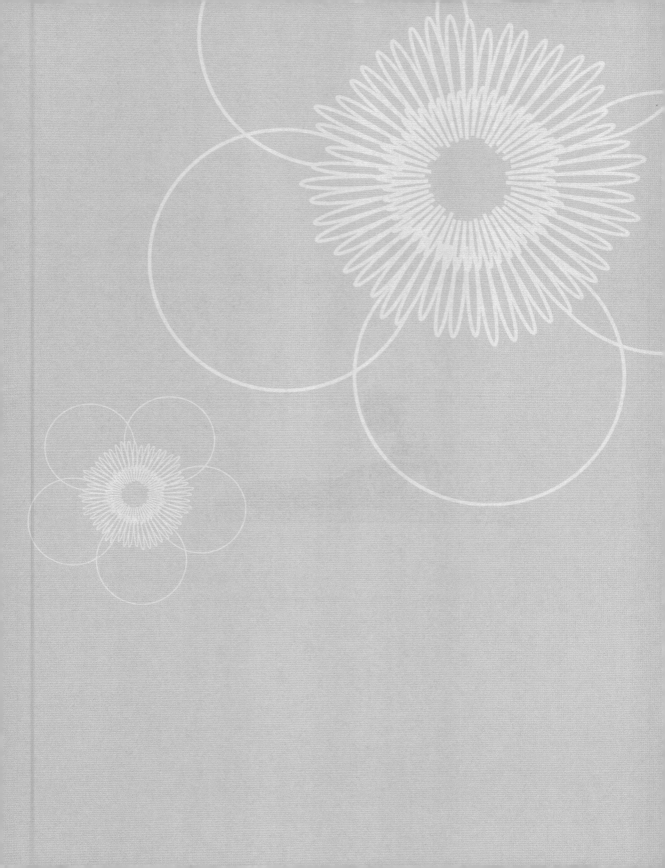

허리 구조의 이해

* 골격계

척추는 우리 몸을 지탱해 주는 기둥 역할을 하는 골격계(척추 뼈, 디스크, 인대)와 이를 튼
튼히 붙잡아 주고 마음껏 움직일 수 있도록 해주는 근육으로 이루어져 있다. 근육은 운동을 통해 근육의
힘을 기르면 척추를 좀 더 건강한 상태로 유지할 수 있다.

척추는 목, 등, 허리로 나뉘고 25개의 뼈로 이루어져 있다. 이는 앞에서 보면 일직선이고, 옆에서 보
면 2개의 S선으로 이뤄져 있다. 그중 목은 앞으로 들어간 전만이고, 등은 좌/우 반대로 후만을 이루고
있으며, 그 아래 허리는 다시 전만, 엉덩이까지는 다시 반대로 후만이다. 이러한 S곡선은 인간이 직립
보행하게 되면서부터 만들어졌다. 경추, 목은 7개의 뼈로 이루어져 있고, 위로부터 각각 순서대로 제1
번 경추에서 제7번 경추로 불린다. 흉추, 등은 12개의 뼈로 이루어져 있고, 양쪽으로 갈비뼈가 이어져
있다. 위로부터 각각 순서대로 제1번 흉추에서 제12번 흉추로 불린다. 요추, 허리는 경우에 따라 4개 또
는 6개의 뼈로 이루어지지만, 보통은 5개의 뼈로 이루어져 있다. 위로부터 각각 순서대로 제1번 요추에
서 제5번 요추로 불린다. 천추는 5개의 작은 뼈들로 이루어졌지만, 발생 과정에서 융합되어 하나의 뼈
가 된다. 상부 요추와 하부 요추의 기능이 조금씩 다른데, 제1번부터 제3번 요추까지의 상부 요추는 주
로 비트는 동작을 많이 하고, 제4번 요추부터 천추까지의 하부 요추는 주로 굽혔다 폈다 하는 동작을
많이 한다. 대부분의 사람들이 굽히고 펴는 동작을 많이 하기 때문에 제4~5번 요추 사이의 디스크가 손
상되는 경우가 많다.

척추의 인대는 척추마디 사이를 연결하여 척추마디에 안정성을 부여하고 과도한 운동이 일어나지 않
도록 한다. 척추의 안정성에 관여하는 구조물 중 디스크나 후방관절의 압박력에 대한 안정성을 부여하는
반면, 인대는 잡아당기는 힘에 대한 안정성을 부여한다. 척추체보다 후방에 있는 인대는 척추가 과도하
게 굴곡되는 것을 막아준다.

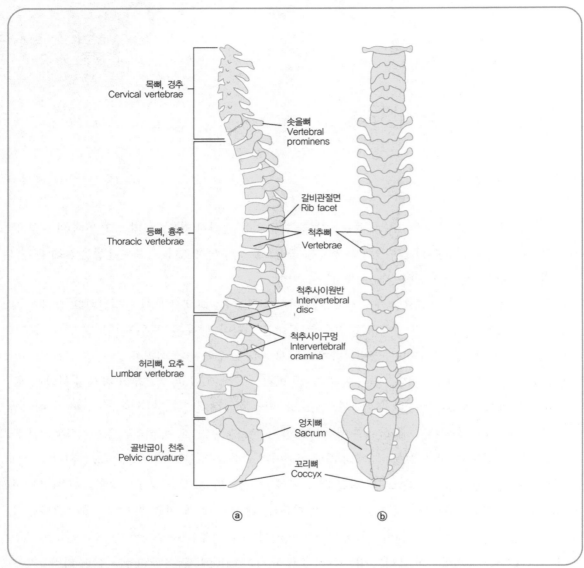

목뼈, 경추
Cervical vertebrae

솟을뼈
Vertebral
prominens

갈비관절면
Rib facet

등뼈, 흉추
Thoracic vertebrae

척추뼈
Vertebrae

척추사이원반
Intervertebral
disc

척추사이구멍
Intervertebralf
oramina

허리뼈, 요추
Lumbar vertebrae

엉치뼈
Sacrum

골반굽이, 천추
Pelvic curvature

꼬리뼈
Coccyx

ⓐ   ⓑ

그림 1-1　옆과 뒤에서 본 척추구조 ⓐ 옆면 ⓑ 뒷면

　경추(목뼈) 제 1~2번 사이를 제외한 각 척추 사이 원반(디스크)이 삽입되어 있는데, 이러한 디스크는 젤 타입의 수핵과 이 수핵을 감싸는 섬유륜으로 구성되어 있다. 뼈마디에서 스프링 역할을 해주는 디스크는 일상생활에서 생겨날 수 있는 크고 작은 충격을 완화해 주어 척추가 제 기능을 할 수 있도록 도와준다. 그

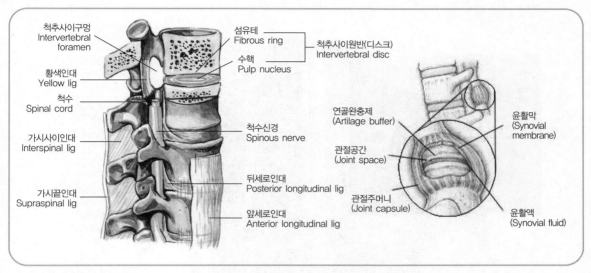

그림 1-2 척추 인대구조와 손상

리고 아래 위 척추 뼈와 경계를 이루는 부분에 연골판이 있으며 여러 겹의 섬유층이 수핵을 둘러싸고 있다. 따라서 웬만한 충격에도 쉽게 찢어지지 않게 해주며, 디스크는 척추의 움직임에 따라 모양을 변형시켜 몸이 유연하게 움직일 수 있도록 도와준다.

✻ 근육계

인체 골격근은 200종에 약 650개로 근육은 체중의 약 40%에 해당하는 많은 비중을 차지하고 있으며 뼈에 부착되어 있는 골격근(skeletal muscle)으로써 수의근(voluntary muscle)이라고도 한다. 근육은 가늘고 긴 근섬유의 집합으로, 근의 양끝의 가는 부분을 근두라 한다. 근두는 힘줄(건)로 이어지며, 힘줄은 골막에 붙거나 때로는 골막을 뚫고 뼈에 부착하기도 한다. 근두는 형태에 따라 이두근·삼두근·사두근으로 나뉜다. 근의 운동은 항상 근섬유의 방향에 따라서 하는 수축운동뿐이지만, 골격근이 뼈에 붙은 위치에 따라 골격에 대한 여러 가지 운동을 하게 된다. 운동하는 형태에 따라 골격근을 분류하면 신근·굴근, 내전근·외전근, 회외근·회내근, 거상근·제하근 등으로 나뉠 수 있다. 굴신·내외전·회내외의 운동은 관절축을 중심으로 이루어진다. 같은 골격에 대하여 신근과 굴근이 각각 반대의 운동을 하는 경우 길항근이라 하고, 공동의 운동을 하는 경우 공동근이라 한다. 골격근에는 3종의 신경이 분포되어

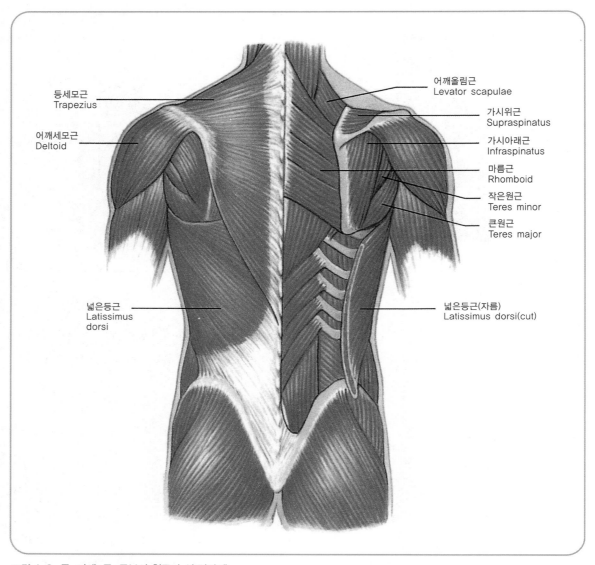

그림 1-3 목, 어깨, 등, 둔부의 천근과 심근(뒷면)

있는데, 운동신경은 골격의 수축을 담당하고 감각신경은 골격근의 운동에 관한 감각을, 자율신경은 근의
긴장조절을 맡고 있다.

　몸통의 심층(deep)근육과 표면(superficial)근육은 크기, 기능 및 위치에서 구별이 용이하다. 심층근육
은 이들이 작용하는 뼈에 매우 근접하게 위치하고 있으면서 크기도 작기 때문에 지렛대의 효과가 적고

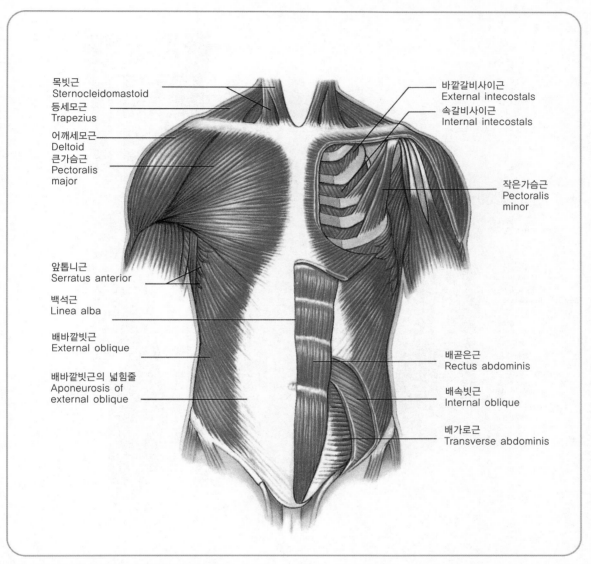

목빗근
Sternocleidomastoid
등세모근
Trapezius
어깨세모근
Deltoid
큰가슴근
Pectoralis
major
앞톱니근
Serratus anterior
백석근
Linea alba
배바깥빗근
External oblique
배바깥빗근의 넓힘줄
Aponeurosis of
external oblique

바깥갈비사이근
External intecostals
속갈비사이근
Internal intecostals
작은가슴근
Pectoralis
minor
배곧은근
Rectus abdominis
배속빗근
Internal oblique
배가로근
Transverse abdominis

그림 1-4 목, 어깨, 배, 하지의 천근과 심근(앞면)

큰 힘을 쓰기가 어렵다. 즉, 심층근육은 강한 동작을 위한 것이 아니고, 척추의 바른 배열을 유지하고 회복하도록 항상 작용하고 있다고 볼 수 있다. 예를 들면 우리가 앉거나 서 있을 때 무의식적으로 머리와 척추를 곧게 유지하고 있는 것은 심층근육의 지속적인 작용과 협응에 의해 가능한 것이다.

표면 근육(superficial muscle)은 피부에 가깝게 위치하고 있는데 표면근육은 심층근육보다 덩치가 크고,

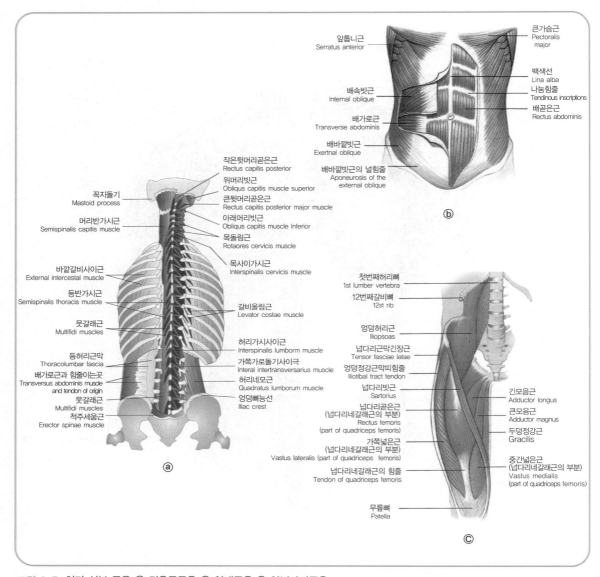

그림 1-5 허리 심부 근육 ⓐ 깊은등근육 ⓑ 앞배근육 ⓒ 앞넙다리근육

더 길며, 작용범위도 더 멀다. 이들은 지렛대 작용이 크고, 강한 힘을 발휘하나 심층근육의 정확성에는 미치지 못한다. 척추나 머리를 신전 또는 측굴시키는 비교적 관절가동범위(ROM)가 큰 동작에 적합하다. 이들의 작용은 지속적이지 않으면서 강한 힘을 발휘한다.

몸통이 수직적으로 세워진 상태에서, 표면 근육은 관절가동범위(ROM)가 훨씬 크고, 짧게 지속되는 동작(척추의 전굴 또는 후굴동작)을 하는 데 작용한다. 따라서 수년간을 의자에서 구부정한 자세로 일한 사람들의 심층근육들은 제 기능을 상실하게 되고 자세를 펴기 위해 의식적인 노력이 필요하게 된다. 표면근육이 심층근육의 역할을 떠맡게 될 수 있다. 그러나 표면근육 자체는 자세유지 근육이 아니고 장시간 수축이 어렵기 때문에 그 역할에 부적절하다. 이러한 상황에서 표면근육은 경련 또는 방산통을 일으킬 수도 있으며 경우에 따라 편안한 자세를 취하고자 하는 사람은 푹신한 팔걸이 의자나, 등을 기댈 수 있는 의자를 찾게 되며, 아예 등을 구부정하게 만들어 버리기도 한다. 이러한 행위는 근육에 어느 정도 안정감을 줄지는 모르나 추간판에 과도한 부담감을 안겨 주는 자세가 된다.

척추의 심층과 표면근육의 강화운동은 관절가동범위(ROM)를 증가시키기보다, 보다 많은 근육과 근섬유들을 수축시키고 자극하도록 하는 것을 지향한다. 또한 일정 나이를 넘어가게 되면 추간판의 압력 저항성이 다소 상실하게 되는데, 척추를 고관절로부터 전체적으로 굴곡시키는 동작을 함으로써 추간판을 긴장시키지 않으면서 정적인 방법(static manner)으로 근육을 강화하는 것이 바람직하다. 이들 동작은 어린이에게도 적절하다.

허리 근육은 모두 중요하지만 특히 허리 신전근(허리를 세워 주는 근육) 약화는 요통의 주원인으로 관리가 매우 중요하다. 허리 근육이 약한 사람은 조금만 앉아 있어도 불편을 느낀다. 예를 들면 허리를 펴는 근육이 약한 사람은 한 시간만 방바닥에 앉아 카드놀이나 바둑 두기를 해도 허리의 통증을 느낀다. 만약 허리를 펴는 신전근이 없다면 사람의 척추는 앞으로 쓰러져 꾸부정하게 된다.

설사 척추뼈의 퇴행, 골다공증, 디스크 변성이나 척추 불안전증이 있다 하더라도 그것을 붙잡고 있는 근육과 인대가 강화된다면, 통증 감소를 느낄 수 있다. 또한 허리 조직의 변화 정도와 통증의 많고 적음 간에는 서로 관계가 적다고 볼 수 있다. 뼈, 물렁뼈, 디스크의 이상이 없어도 허리 통증을 느끼는가 하면, 많은 이상이 있어도 통증을 안 느끼는 경우도 있기 때문이다. 그 이유는 사람마다 통증을 느끼는 정도의 차이와 정신적인 이유도 있겠지만, 가장 큰 요인은 사람의 허리 근육과 인대의 힘 차이다.

척추 운동을 통해 허리 근육이 강화된 사람은 척추 조직의 상당한 변화가 있음에도 불구하고 정상 생활을 하는 반면, 조직의 변화가 별로 없고 특이한 이상도 없는데 어떤 사람은 통증을 느끼는 경우가 있다. 그 이유는 약화된 근육과 인대의 힘이 나쁜 자세나 긴장된 생활을 버텨주지 못하기 때문이라 하겠다.

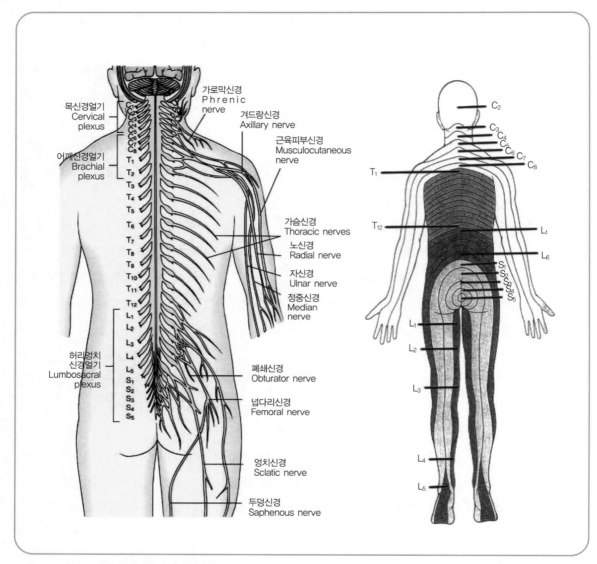

그림 1-6 척추신경계와 피부신경분포도

＊ 신경계

척추신경은 뇌와 몸통을 연결하는 모든 정보가 지나는 경로이다. 각 신경이 척추 분절마다 가지를 쳐 신체 부위로 가게 되는데 이 감각 분포 지도를 통하여 증상이 나타나는 부위로 어느 신경을 누

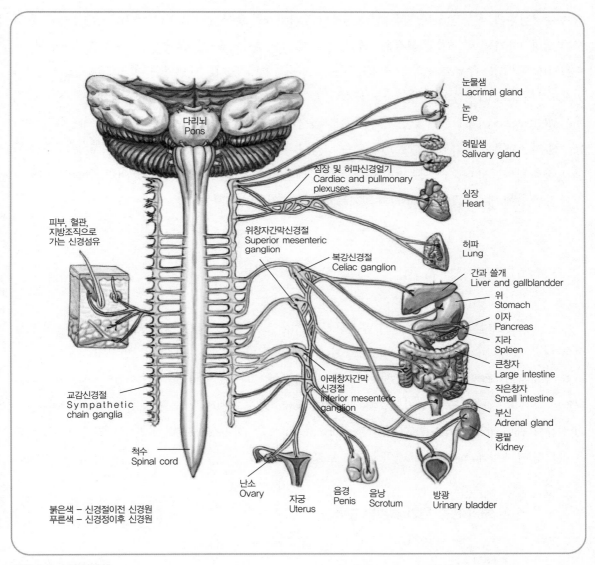

그림 1-7 교감신경계

르는 병변이 존재하는지 짐작할 수 있다. 척수신경(Spinal nerve)은 척주관 속에서 척수 앞쪽으로 나오는 앞뿌리(anterior root, 운동뿌리 motor root)와 뒤쪽으로 들어가는 뒤뿌리(posterior root, 감각뿌리 sensory root)로 중추신경계통에 연결되며, 이들이 합친 것이 척수신경이다(spinal n.). 척수신경이 연결된 위치에 따라 해당 척추뼈의 번호를 붙여 구별한다. 각 척수신경은 척추사이 구멍을 빠져나온 즉시 앞가지와 뒤

가지로 나뉘는데, 이들 앞·뒤가지는 운동섬유와 감각섬유를 섞어 지니고 있다. 골격근육의 운동에 관여하는 신경섬유가 주로 포함된 신경은 운동가지라 하며, 피부에 주로 분포하는 것은 피부가지라 한다. 척수신경의 뒤가지는 주로 척주의 뒤에 있는 구조를 지배하는데, 인체의 대부분이 척주의 앞으로 배치되어 있으므로 주로 앞가지와 관련이 크다고 하겠다. 뒤가지에서 뚜렷한 신경은 첫째목신경의 뒤가지인 대후두신경(greater occipital n.)이 있는데, 뒤통수밑 신경은 목 뒤에 있는 뒤통수 아래근육을 지배하고, 큰뒤통수신경은 뒤통수의 피부에 분포한다. 모두 31쌍인데 목신경이 목뼈의 수보다 한 쌍이 많은 것은 후두골과 경추 사이에서 나오는 것부터 일곱째 목뼈 아래서 나온 것까지 포함하기 때문이며, 미골(꼬리뼈)신경이 한 쌍밖에 되지 않는 것은 꼬리의 퇴화로 길이가 줄어들었기 때문이다.

요통의 원인

요통은 앉기, 서기, 걷기, 운전하기, 일하기, 그리고 운동하기 등을 포함한 일상생활의 모든 활동들에서 나쁜 자세와 부적절한 신체활동과 연관되어 있다. 장시간 정적 자세, 반복적인 구부리기와 밀기, 부하를 준 척추 비틀기, 그리고 움직임이 거의 없는 장시간 앉기(1시간 이상)와 같은 잘못된 자세는 허리와 다른 뼈, 관절, 근육, 그리고 인대의 과긴장(strain)을 증가시킨다. 모든 요통의 95% 이상이 근육/건 상해와 관련되고, 단지 1~5%만이 추간(intervertebral) 디스크 손상과 관련이 있으며 일반적으로 요통은 반복된 미세-상해(micro-injuries)의 결과로 보고 있다.

✳ 허리 통증 원인 질환별 분류

● 급성 허리 통증

급성 허리 통증은 평상시에는 허리에 특별한 통증과 불편함을 못 느끼다가 무거운 물건을 들거나 운동 중 발생한 충격으로 인해 급성으로 통증이 발생하거나, 양치질을 하다가 갑자기 허리를 펼 때 찾아오는 통증 등으로 근육과 인대가 문제인 경우가 많다. 척추의 압박이나 충격으로 인해 순간적으로 디스크 사이 추간판이 뒤나 좌우로 밀려나오면서 척추를 지지하고 있는 후종인대를 밀어내고, 그 인대가 척추 뒤편으로 밀려 척추신경들을 압박함으로써 나타나는 질환이다. 돌발성 요통은 약해진 허리,

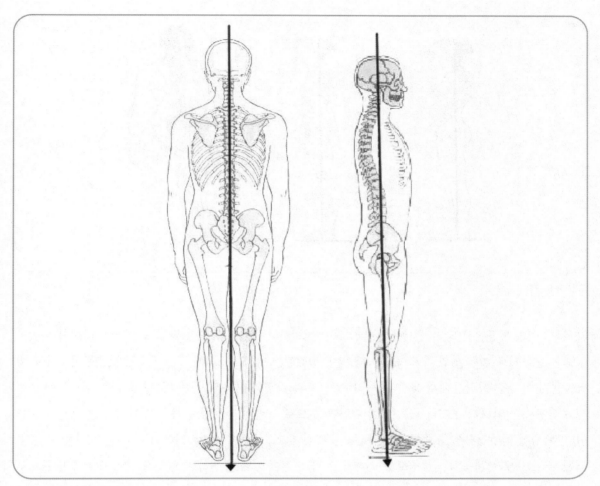

그림 1-8 척추의 바른 자세

목 근육에 피로가 누적되고 근육과 인대들이 경직이 된 상태에서 외부의 충격이나, 잘못된 자세로 인해 갑자기 허리, 목 근육과 주변 인대와 힘줄에 손상을 입어 염증이 발생하고 통증이 유발된 상태이다. 경우에 따라 돌아눕기도 곤란할 정도의 극심한 통증이 발생하기도 한다.

● 만성 허리 통증

만성 허리 통증은 항상 허리가 뻐근하고 묵직한 통증으로 움직임이나 나쁜 자세가 원인으로 체형이 비뚤어지거나, 관절과 근육의 변형으로까지 이어져 지속적으로 온종일 통증이 이어지는 경우

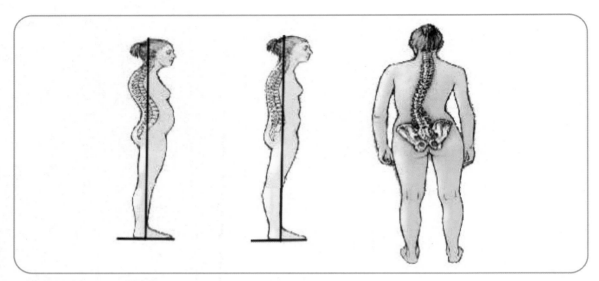

그림 1-9 척추 이상 변위 자세

다. 급성 허리 통증은 상당기간 시간이 흘러 원인을 제거하지 않고 통증을 방치해 뒀거나, 나이가 들면서 꾸준한 운동치료 없이 생활을 계속했을 때 많이 생긴다. 만성요통 중 과사용 증후군은 운동선수나 육체노동을 많이 하는 사람들에게 생긴다. 허리, 목 근육과 관절의 반복적인 동작을 통해 근육의 피로가 누적되고 근육이 딱딱하게 굳거나, 경련이 일어나는 것으로 관절의 퇴행성 변화가 일어나기 전 단계의 통증이다. 퇴행성 척추질환은 통증의 스타일은 비슷하나 허리, 목 척추 전반, 좌우가 다 아픈 것과는 달리 오래된 나쁜 자세와 계속되는 통증으로 인해 근육과 관절이 퇴행성 변화를 일으켜 골반이 한쪽 방향으로 치우치거나 올라간 경우, 다리길이가 짝짝이인 경우, 다리를 심하게 꼬아 좌우근육의 균형이 깨져 있는 경우, 척추가 휘거나 관절이 마모되거나 변형이 되어 허리나 목에 지속적인 피로와 스트레스를 주어 뻑뻑하고 뻐근한 통증이 계속 진행되는 경우에 생긴다. 나이가 많거나 육체노동을 많이 하는 직업일수록 발생 위험이 높다.

● 허리 신경통

허리 신경통은 허리나 다리가 저리거나 오래 앉아 있지 못하고, 걸을 때마다 다리나 허리에 통증을 느껴 생활이 불편하게 되는 경우가 많은데, 이는 그림 그림 1-10 에서 보는 바와 같이 신경 장애가 원인인 경우가 많다. 처음에는 한쪽만 저리다가 시간이 흘러 양쪽으로 통증이 오게 되어 움직임 자체가

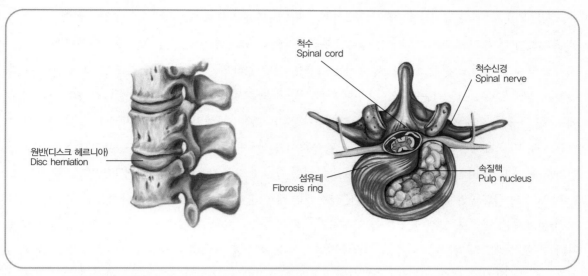

그림 1-10 척추사이원반탈출증(디스크 헤르니아)

어렵거나 퇴행성 관절의 변형으로 이어지기도 한다. 그중 좌골 신경통은 체중이 많이 나가거나 오래 앉아 있는 경우, 잘못된 자세나 척추의 틀어짐으로 인해 무게중심이 한쪽으로 쏠려서 한쪽 엉덩이근육과 골반에 과다한 압박으로 엉덩이근육과 허리척추신경을 누르거나 스트레스를 주어 발생하는 신경통증이다. 허리나 엉덩이 깊숙한 곳에서 통증이 시작되어 허벅지 뒤를 타고 내려가며 종아리나 발바닥까지 통증이 진행된다. 통증이 생기면 오래 앉아 있기가 불편하며, 걸을 때도 똑바로 걷기가 어려울 정도로 극심한 아픔이 있다. 경우에 따라 허리에는 통증을 느끼지 못하고 하지, 다리쪽으로만 통증이 나타나기도 한다. 목, 머리, 어깨, 팔 부분으로 유사한 증상을 나타내며 방치할 경우 골반과 척추의 변형까지 유발된다. 만성 신경통은 앉아 있을 때, 누워 있을 때, 특히 움직일 때와 걸을 때 신체하중이 목과 골반 그리고 허리에 가해질 때 극심한 통증이 나타난다. 칼로 에이는 듯한 통증과 뻐근한 통증이 같이 생겨서 오랜 시간 움직이기가 힘들어진다.

✳ 허리 통증 원인 증상별 분류

● 골격 불균형에 따른 요통 유발

그림 1-8 에서 보는 바와 같이 서 있을 때 외이도(귓구멍)로부터 아래로 수직선을 내렸을 때 어

깨, 골반, 무릎, 발목이 일직선상에 놓이게 되면 올바른 자세라고 할 수 있다. 이때 척추는 S자 형태를 그대로 유지하게 된다. 하지만 허리 자세가 바르지 못하면 척추의 S곡선이 없어져 앞으로 구부러지게 된다.

특히 척추 중에서도 전체의 힘을 떠받치는 요추는 상체와 하체를 연결시키는 중요한 고리로, 몸이 좌우 어느 한쪽으로 1도만 기울어져도 요추에 가해지는 하중은 몇 배나 늘어난다. 상부의 기울어짐이 하부에 더 큰 하중으로 작용해 척추 중 요추 4, 5번에 가장 큰 하중이 가해져 허리 통증이 생기는 것이다. 요추가 좌우로 기울어지면 돌발성 요통과 추간판탈출증이 발생하기 쉽다. 골반 한쪽이 올라가면 좌우 다리길이가 차이가 나고 좌골신경통이 발생하기 쉽게 되어 흉추와 요추가 좌우로 기울어지면 그림 1-9 에서 보는 바와 같이 척추측만증이 발생하기 쉽다. 신체에는 각 신경이 분포하는 지역이 나뉘어져 있으며 각 신경이 분포하는 근육도 일정한 구분이 있다. 그 기준에 따라 손상된 디스크가 어느 신경을 눌렀느냐에 따라 아픈 부위도 달라진다. 디스크가 탈출되었을 때는 허리보다 다리가 더 아프게 된다. 요추 4번과 5번 사이가 좁아지거나 기울어지면 추간판탈출증과 척추전방전위증, 척추분리증이 발생해 다리가 저리거나 신경통이 잘 생긴다. 요추 5번과 천추 1번 사이가 좁아지면 척추관협착증이 발생해 만성 허리 통증을 느낀다. 제4번과 제5번 요추 사이에서 디스크가 돌출되면 제5번 요추신경이 눌린다. 그러면 엄지발가락을 위쪽으로 들어 올리는 힘이 약해지고, 장딴지 바깥쪽과 발등의 감각도 떨어진다. 그리고 제5번 요추신경이 마비되면 엄지발가락과 발목을 위로 드는 힘이 약해진다.
제5번 요추와 제1번 천추 사이에 있는 디스크가 돌출되면 제1번 천추신경이 눌린다. 이때는 발가락 끝으로 서는 것이 잘 안 된다. 발바닥과 장딴지 뒤쪽의 감각이 떨어지고 발목 반사 능력이 떨어진다.

●허리기능 저하와 디스크 퇴화에 따른 요통 유발

몸은 움직이지 않으면 근육이 굳게 되고, 근육이 굳으면 근육을 연결시키는 관절이 굳어지고, 이것은 근육과 뼈에 영양을 공급하는 혈관과 신경까지 퇴화하게 만든다. 이렇게 되면 근육은 탄력성을 잃어 굳어지게 되고, 관절의 가동범위가 좁아져, 몸의 전반적인 신체기능이 떨어지게 된다.

디스크, 즉 추간판은 척추와 척추 사이를 연결하는 조직으로, 원판 모양이며 쿠션운동을 한다. 디스크는 둥근 원통 모양으로 안쪽에 젤리 모양의 수핵이 있으며, 바깥쪽 원판은 섬유륜이라는 조직으로 둘러싸여 있다. 어린이일 때는 수핵 속에 물 성분이 90% 정도 있다가 60세 이상이 되면 물 성분이 70%로 감소되어 디스크가 점차 퇴화하여 쿠션운동이 떨어지고 딱딱한 디스크로 변한다. 이런 원인 때문에 젊을 때는 목이 유연하다가 나이가 들면 뻣뻣해진다. 그림 1-10 에서 보는 바와 같이 바깥쪽 섬유륜이 찢어져 안쪽의 수핵이 탈출되면 그 주위를 지나가는 신경근을 누르는데, 이때 요통이 발생한다. 디스크의 변성이 심해지면 점차 그 부피가 줄어들고 높이도 낮아진다. 그러면 디스크의 섬유테가 불룩해져 척추관이 좁아지게 되고, 척추관 내 황색 인대와 후관절의 비대로 점차 협착증이 심해진다.

디스크의 부피가 줄어 척추 뼈 사이 간격이 좁아지면 추간공의 크기도 점차 줄어든다. 이때 신경의 본줄기에서 가지를 쳐 추간공으로 빠져 나가는 신경근이 눌려 통증을 유발한다. 디스크(추간판)는 물렁물렁한 젤 타입의 수핵과 수핵을 감싸서 보호하는 섬유륜으로 이루어져 있다. 허리를 구부리고 앉아 있을 때는 괜찮다가 허리를 펴거나 일어서서 걸으면 허리가 아프다.

●허리 근육 불균형에 따른 요통 유발

인체가 움직일 때는 큰 근육과 작은 근육이 상호 작용을 통하여 나타난다. 이러한 근육이 불균형을 이루게 되면 각각 수행해야 하는 일의 양이 부담이 되어 허리 통증을 발생시킨다. 복부근육이 약해지고 허리근육이 수축되어 짧아지면 요추가 뒤로 기울어져 요추전만증이 발생한다. 척추를 지지하고 보호하는 척추기립근이 약해지면 흉추와 요추 부분이 좌우로 휘어져 척추측만증이 쉽게 발생한다. 또한 엉덩이 근육이 약해지면 엉덩이관절이 약해지고 허벅지 뒷근육의 당김 현상이 발생되기도 한다.

●누적된 피로와 장기간 비만에 따른 요통 유발

올바른 생활습관이야말로 허리를 건강하게 만들고 질병을 예방하는 최고의 건강법이라 할 수 있다. 몸에 피로감이 쌓이면 근육과 인대가 경직되어 딱딱하게 굳어 버린다. 근육과 인대, 힘줄이 굳게 되면 에너지와 산소를 공급하는 혈액량이 줄어들게 되고, 이로 인해 피로감은 더욱 누적되어 점차 움직이기 어려워진다. 체중이 많이 나갈수록 허리에 부담을 주게 되는데 요통발생의 가장 큰 위험요소가 바로 비만이기도 하다. 체중 1kg을 줄이면 허리에 가해지는 부담은 3~5kg이 줄어들게 되어 허리의 부담을 덜어준다. 따라서 비만 요통환자는 먹는 양을 줄이고 운동량을 늘려 체중을 조절함으로써 허리 통증을 완화시킬 수 있다.

자세에 따라서는 체중의 몇 배에 달하는 부하가 허리에 걸리게 되는데 그림 1-11 은 동작에 따라 허리가

받는 부하가 어느 정도인지를 비교해 보도록 만든 표이다. 막대의 길이가 길수록 허리에 더 많은 부담이 가는 자세이다.

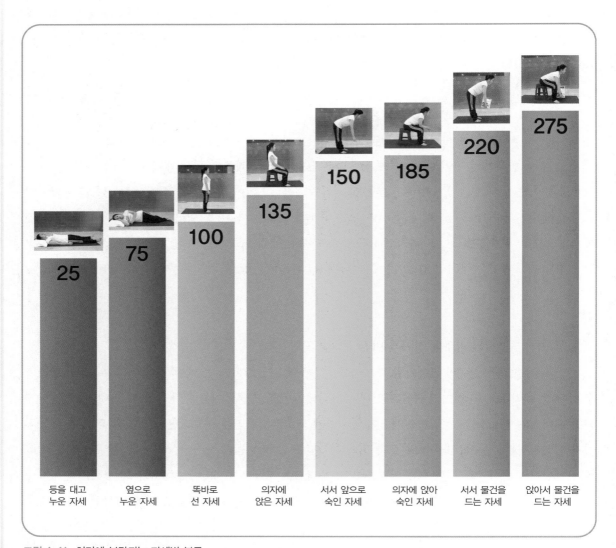

등을 대고 누운 자세	옆으로 누운 자세	똑바로 선 자세	의자에 앉은 자세	서서 앞으로 숙인 자세	의자에 앉아 숙인 자세	서서 물건을 드는 자세	앉아서 물건을 드는 자세
25	75	100	135	150	185	220	275

그림 1-11 허리에 부담되는 자세별 분류

요통회복 중 권장되는 안정 자세

* 옆으로 누울 때

적절한 침대 자세를 위하여 견고한 매트리스는 필수적이며 가급적 베드보드는 10mm 합판으로 만드는 것이 좋다. 잘못된 수면 자세는 척주전만증을 발생시키며 요통뿐만 아니라 팔과 다리의 무감각, 따끔거림, 통증의 결과를 가져온다.

아래 그림에서 보는 바와 같이 옆으로 누운 경우에는 양쪽 무릎을 약간 가슴 쪽으로 구부리고 쿠션을 양쪽 다리 사이에 끼워 대퇴의 수평을 유지시켜줌으로 요추 긴장을 완화시키며 미리 베개는 경추와 흉추가 일직선 상에 있게 해준다. 무릎을 구부리고 옆으로 눕는 것은 등을 편안하게 만들어 주는 자세이다.

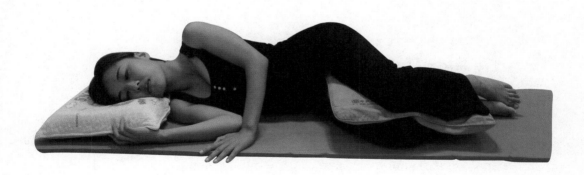

* 엎드려 누울 때

엎드려 누운 자세에서는 다음 그림과 같이 배 밑에 적당한 높이의 쿠션을 놓고 두 가지 동작을 취할 수 있다. 이 동작은 요추만곡을 후방으로 강하게 만들어 요부근육 이완을 돕는다. 잠을 청하기를 원하면 커다란 쿠션을 배 밑에서 다리까지 위치시킨다. 머리 밑에 베개는 상황에 따라 사용할 수도 있으나 일반적으로 베개 없는 자세가 권장된다. 허리를 좌우로 틈틈히 흔들어 주며 허리 근육 이완에 더욱 효과적이다.

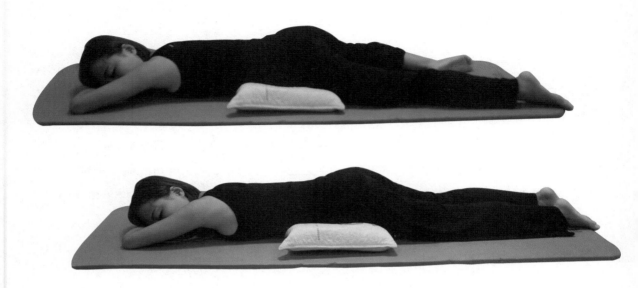

＊ **바로 누울 때**

아래 그림과 같이 침대에서 책을 읽거나 휴식을 취하는 동안 등을 대고 눕는 것은 요부 근육을 이완하여 허리를 편안하게 해준다. 무릎을 적절히 굽혀 베개 등으로 지지해주는 자세가 바람직하다. 그림과 같이 머리와 양쪽 무릎 밑에 커다란 쿠션을 놓는 것은 요추 부위의 긴장 완화에 도움이 된다. 그러나 지나치게 높은 베개 위에 발을 올리는 것은 수면을 방해할 수도 있다.

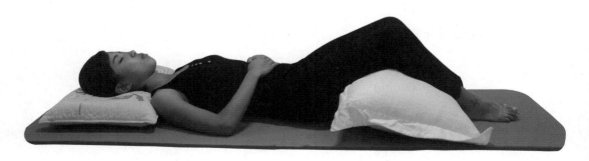

✳ 일어날 때

요통 시 일어나기 동작은 아래 그림에서 보는 바와 같이 측면으로 몸을 일으키는 것을 권장한다. 일어날 때는 옆으로 몸을 돌린 다음 무릎을 구부리면서 한 손으로 바닥을 짚고 윗몸을 일으켜 세우도록 한다.

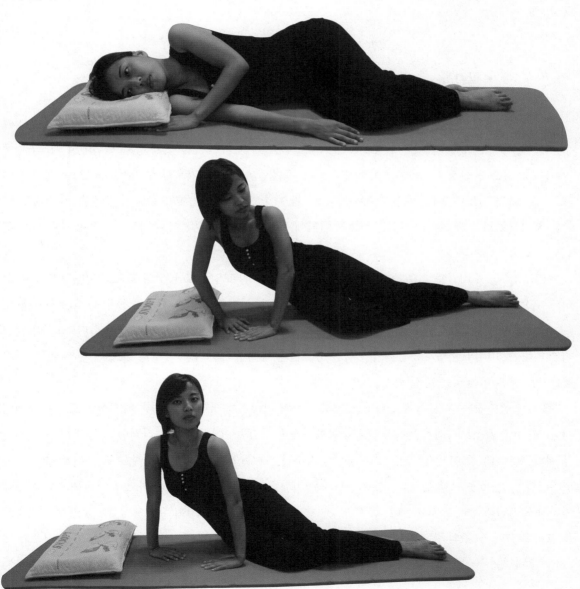

02 목 척추 구조와 통증 원인

목 구조의 이해

* 골격계

척추 중 경추는 우리 몸에서 가장 교묘한 관절을 가지고 있어 머리를 자유자재로 움직일 수 있게 하며 넓은 운동범위를 가지고 있는 척추이다. 경추는 두개골과 첫째 흉추 사이에서 7개의 추체를 가지고 있으나 신경은 8번까지 이루어져 있다. 두개골과 제1번 경추 사이, 제1번과 제2번 경추 사이에는 디스크가 없으며, 대신 윤활액으로 가득 찬 관절이 있다. 경추는 요추에서 볼 수 있는 추간판과 양측의 후방관절로 이루어지는 3관절 복합체 이외에 후외방 양측에 관절이 추가되어 5개 관절로 서로 연결되어 있다.

제1번 경추는 두개골과 척추를 연결하며 반지처럼 둥근 원 모양으로 긍정의 뜻으로 고개를 앞뒤로 끄덕일 때 두개골이 사용된다. 제2번 경추는 축추 돌기를 중심으로 머리를 좌우로 돌릴 때 회전하도록 한다. 이를 두고 제1번 경추를 '긍정의 목뼈', 제2번 경추를 '부정의 목뼈' 라고 부르곤 한다. 그러나 엄밀히 얘기하면 머리의 상하좌우 움직임을 돕는 공로자는 목뼈가 아니라 머리뼈와 제1번 경추 사이, 그리고 제1번과 2번 사이에 있는 관절이다.

제3~6번 경추에는 다른 척추 부위와는 달리 경추의 횡돌기에 구멍이 있는데, 이 구멍으로 척추동맥이 지나가며, 이 구멍으로 뼈가 돌출되면 척추동맥이 눌려서 두통, 어지럼증, 순간적인 의식 소실 등의 뇌혈류 저하증(뇌허혈증)이 생길 수도 있다. 제7번 경추는 가시돌기가 아주 길어서 손으로 목뒤를 만지면 툭 튀어나와 있는 것을 느낄 수 있다. 경추는 무거운 머리를 지탱하여 앉고 설 때 바로 유지해주는 역할 외에 머리의 동적인 운동에도 관여한다. 경추 7개가 기능적인 단위로 구성되어 요추처럼 C자 모양의 전만곡선을 그리고 있다. 요추의 각 추체가 하는 일은 일정하게 같으나 경추에서는 두개골과 연결된 제1경추와 제2경추의 기능이 특이하고, 제3~7번 경추의 기능은 요추에서와 같아 경추의 전반부는 무게부하, 후반부는 미끄러지는 관절 기능을 담당한다. 요추의 전만곡선에 따라 요추상부의 경추와 흉추의 곡선이 일정한 비율로 결정되며 경추의 자세는 목과 어깨통증, 피로와 관련이 높다.

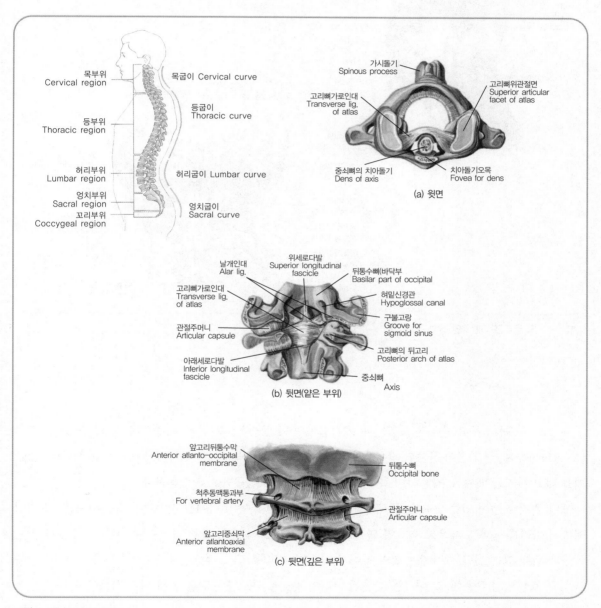

그림 1-12 목 골격 구조

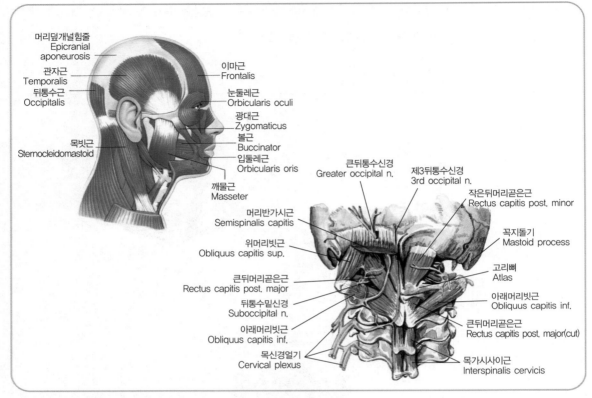

그림 1-13 목 주요근육과 후면 심부근육

✷ 근육계

　　목의 주요 운동은 목 앞, 뒤 움직임이며 좌, 우 측면 회전 및 굽힘 작용을 할 수 있다. 측굴 (lateal flexion)은 굽힘근이 한쪽만 작용할 때 이루어진다. 목 근육 가운데 설골근은 목의 움직임보다는 음식을 먹고 삼키는 데 주로 작용하며 목갈비근(scalenus)은 호흡근육으로 작용한다.

　　체형 유지 기능이 있는 근육은 골격계의 자세를 잡아주며, 목 부위에는 다양한 근육들이 목을 잘 지탱해주어 머리를 똑바로 세우고 척추가 옆으로 넘어가지 않도록 균형 잡힌 자세를 유지한다. 목 앞에 있는 굴근과 뒤에 있는 신근 사이에는 힘의 차이가 있으며, 머리를 뒤로 젖히는 운동이 더 쉽다. 작은 목 근육은 특히 경직되기 쉬운데, 그 이유는 잘못된 머리의 자세로 과도한 부담을 받게 되기 때문이다. 두개골 바로 밑에 있는 곳에서 통증이 많이 나타나며 자주 경직되기도 한다.

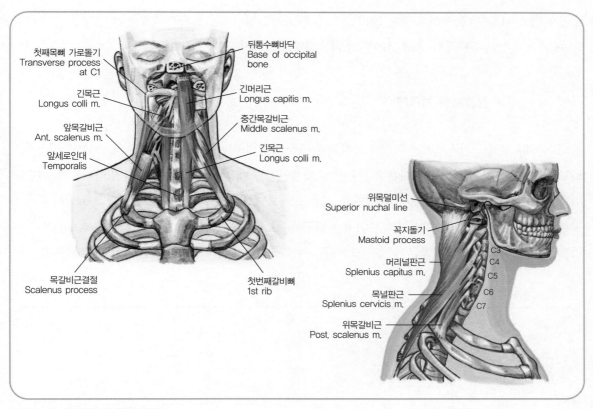

첫째목뼈 가로돌기
Transverse process
at C1

긴목근
Longus colli m.

앞목갈비근
Ant. scalenus m.

앞세로인대
Temporalis

목갈비근결절
Scalenus process

뒤통수뼈바닥
Base of occipital
bone

긴머리근
Longus capitis m.

중간목갈비근
Middle scalenus m.

긴목근
Longus colli m.

첫번째갈비뼈
1st rib

위목덜미선
Superior nuchal line

꼭지돌기
Mastoid process

머리널판근
Splenius capitus m.

목널판근
Splenius cervicis m.

위목갈비근
Post. scalenus m.

C3
C4
C5
C6
C7

그림 1-14 목 전면 및 측부 근육

머리를 한쪽으로 오래 기울이면 특정 근육이 더욱 긴장하게 되는데 이렇게 되면 서서히 근육이 딱딱해지면서 뭉치게 된다. 목 근육이 경직되면 경부통증이 유발될 수 있다. 너무 딱딱한 목 근육은 근육의 움직임을 제한하여 경추가 앞으로 당겨지게 되기도 하며 측면 목 근육을 너무 팽팽하게 당기면 한쪽으로 휘게 되기도 한다. 따라서 머리를 자유롭고 균형 있게 유지하기 위해서는 근육의 균형이 중요하다.

또한 경추는 목의 큰 근육으로 머리의 움직임을 통제한다. 뒷머리관절에서 시작하는 작은 목 근육은 점점 더 휘어지고 짧아지며 경직된다. 경직된 근육은 혈액순환을 방해하여 신선한 산소가 풍부한 혈액이 잘 흐르지 않게 된다. 이산화탄소 농도가 높아져 두통을 유발하기도 하며 산성화된 혈액이 흐르게 된다. 신진대사의 노폐물이 배출되지 않아 근육에 쌓이게 되며 혈액순환 장애의 악순환에 빠지게 되고 목의 통증은 머리를 더욱 굳게 만들고 경직된 부위는 더욱 악화된다. 머리는 받치고 있는 목뼈에 비해서 무겁고, 무게중심이 앞으로 치우쳐 있어서 목의 신전근이 긴장상태에 있는 것이 보통이므로 피로가 쉽게 온다.

앉아서 깜박 잠들 때 근육의 긴장이 풀리면 고개가 앞으로 떨어지는 모습과 오랫동안 고개를 숙이고 일할 때 목뒤에 심한 피로감이 오는 것은 이들 근육긴장과 관계가 있다.

✳ 신경계와 혈관계

척추관 안에 있는 신경조직을 척수라고 하는데 중앙 신경계의 일부분으로 길이가 40~50센티미터 정도 되고, 제1요추까지 내려가며 윗부분은 환추골의 윗부분을 통해 뇌의 확장된 골수까지 이어진다. 척수는 뇌와 직접적으로 연결되어 있으며, 특정기관, 근육 그리고 조직으로부터 척수로 흘러들어가는 신경의 조정실이라고 할 수 있다. 척수의 경추 부위에는 팔근육으로 향하는 신경이 연결되어 있다. 척수신경이 제 기능을 하기 위해서는 혈액공급이 매우 중요하다. 따라서 보호역할을 하는 척추가 건강하지 않거나, 마

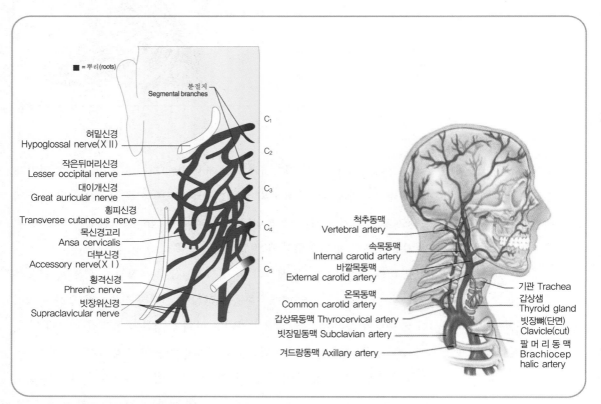

그림 1-15 경추 부위 척추신경과 혈관계

모, 변형되었거나 추간판 질병이 있을 경우에는 위험할 수 있다. 과도하게 부담을 받거나 염증 또는 경직된 근육층도 신경을 눌러 통증을 유발시킬 수 있다. 이런 경우 감정의 변화, 압박감 또는 온도감지 장애가 생길 수 있으며 손가락이 저리거나 마비현상이 일어나기도 한다.

　머리를 장시간 옆으로 기울이면 척추 측만이나 경추 부위의 추간판이 변형되고 약화된다. 추간판이 한 쪽으로만 계속 압력을 받게 되면 수핵은 공간이 많이 있는 곳으로 이동되어 추간판 조직이 신경을 누를 수 있다. 경추 아랫부분에 장애가 발생하면 어깨, 팔, 손에 통증이 나타날 수 있고 청각장애와 손가락 마비현상이 유발될 수 있다. 반면에 윗부분에 장애가 있으면 머리 부분에 현기증, 두통, 편두통이 나타날 수 있다.

　특히 경추신경과 피부 신경분포 관련 경추디스크 탈출은 그림 1-16 에서 보는 바와 같이 해당 부위에 통증, 저린 증세 등을 나타낸다. 예를 들어 경추 6번 신경 장애의 경우 엄지손가락 방향으로 이상 감각과 손 저림 현상이 나타난다. 경추 7번 신경의 장애는 검지와 중지 손가락 부위에 경추 8번 신경 장애의 경우

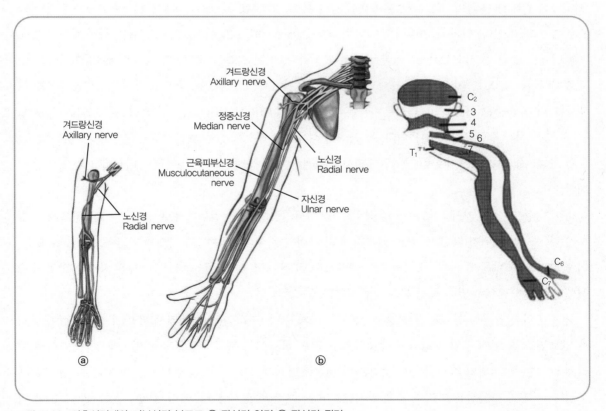

그림 1-16　경추신경계와 피부신경 분포도 ⓐ 팔신경 앞면 ⓑ 팔신경 뒷면

제4지, 제5지 손가락의 이상 감각과 손 저림 현상이 나타난다. 한편 뇌와 중앙신경계는 충분한 양의 산소를 공급받아야 하며, 산소나 혈액이 부족할 경우 장애가 발생할 수 있다. 뇌는 경동맥과 추골동맥을 통해 혈액과 산소를 공급받는데, 목뼈 속으로 추골 동맥이 지나가며 이는 경동맥과 함께 뇌에 혈류를 공급하는 중요한 동맥이다. 경동맥은 목의 앞부분을 따라 위로 올라간다. 뒤에는 경추가 있으며 앞에는 기관과 후두가 있다. 경동맥은 얼굴, 머리, 목의 산소공급을 담당하고 있다. 근육이 장기간 경직되면 혈관이 좁아지고 산소공급이 줄어들어 두통이나 얼굴통증이 유발되기도 한다.

목 통증의 원인

2000~2004년 J병원 척추디스크센터에서 환자 4만 533명을 대상으로 조사한 바에 따르면, 2000년에 전체 내원 환자의 2.5%에 불과했던 경추(목뼈) 부위 환자가 2004년에는 12.2%로 크게 증가한 것으로 보고되고 있다. 환자의 연령대도 낮아져 2000년에는 40대 이상이 56.3%로 절반 이상을 차지했으나, 2004년에는 30대 이하가 52.8%로 절반을 넘겼다고 한다. 이런 변화의 뒷면에는 2000년에 12.3%를 차지하던 20대 환자가 2004년에 19.3%로 크게 늘어났다는 사실이 주요 요인으로 잠복해 있다. 최근 들어 20대 경추 환자가 폭증하는 이유는 요즘 젊은이들은 과거와 달리 어려서부터 컴퓨터나 스마트폰, 텔레비전을 보는 데 많은 시간을 할애하기 때문이다. 목 근육과 뼈에 스트레스를 주는 뒤틀리고 구부정한 자세로 스마트폰과 모니터를 바라보는 생활이 장기화되면서 근육과 인대의 손상은 물론 목뼈에도 이상을 가져오게 된 것이다.

나이가 들고 특정 자세가 습관화된 경우, 직장에서의 일반적인 업무자세로 인해 경추는 한쪽으로 휠 수 있다. 즉, 한쪽 귀가 다른 쪽 귀보다 어깨에 더 가까워질 수 있으며 이때 어깨는 다른쪽보다 조금 더 높이 올라가 있기 때문에 어깨, 목 근육은 반대쪽보다 더 짧아진다. 이러한 목의 불균형적 자세는 잘못된 움직임과 작업습관으로 인해 몸을 더욱 악화시킨다.

목 척추의 정상곡선 형태는 그림 1-17 에서 보는 바와 같다. 머리의 잘못된 자세 때문에 머리관절이 압력을 받으면 목과 어깨 부위가 경직되고 몸의 모든 다른 관절에도 부정적인 영향을 미치게 된다. 따라서 머리의 균형은 몸 전체의 자세를 위한 절대적인 기본조건이다. 그러나 머리의 무게는 약 7킬로그램으로 꽤 무겁다. 머리의 회전점은 머리 뒤쪽에 있지만, 중심점은 경추 앞에 있다. 따라서 앞부분이 뒷부분보다 더

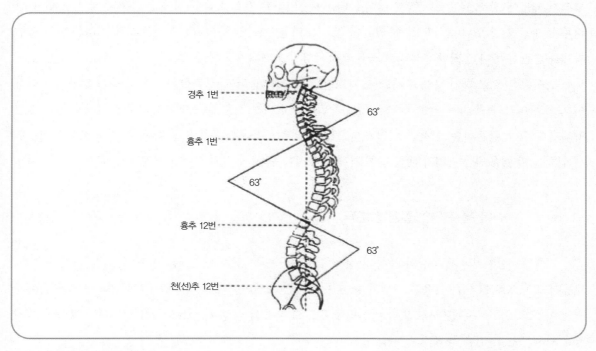

경추 1번

63°

흉추 1번

63°

흉추 12번

63°

천(선)추 12번

그림 1-17 목 척추의 정상 곡선

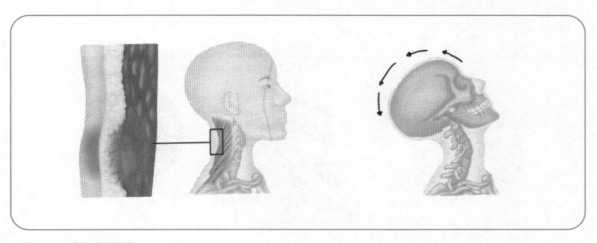

그림 1-18 경부 염좌 증상

무겁기 때문에 경추가 앞으로 휠 위험이 크다. 이는 머리를 앞으로 숙인 자세는 경추의 제일 첫 번째 관절과 두개골 연결 부위가 마모될 수 있다는 것을 의미한다. 만약 무의식적으로 장시간 머리를 뒤로 젖힌 자세를 습관화 했다면 혈관이 눌리고 근육의 불균형이 초래되기도 한다.

목 근육은 앞으로 숙인 자세를 취할 때 과도한 부담을 받게 되고, 장기화되면 목 근육이 짧아지고 긴장이 계속 쌓여간다. 특히 목 앞쪽 굴근은 머리가 뒤로 젖혀지는 것을 잡아주는데, 잘못된 자세로 인해 점점 약해지게 된다. 튼튼한 목 근육은 머리가 앞으로 넘어가는 것을 막아주며, 앞뒤 목 근육이 조화를 이루면서 협력을 할 경우에만 머리가 균형 잡힌 자세를 유지할 수 있게 되고 경추가 경직되지 않는다.

＊ 목 통증 원인 질환별 분류

경추질환의 종류와 증상의 경우 경부염좌는 목 뒤가 뻐근하게 아프며, 나쁜 자세나 긴장, 교통사고 등으로 인해 목 근육과 인대가 늘어나 생긴 근육 질환이다. 근막통증중후군은 목둘레가 돌아가면서 아프고, 아픈 부위를 누르면 참기 어려울 정도로 통증이 심하다. 스트레스를 받거나 오랫동안 좋지 않은 자세로 같은 일을 하면 생기기 쉽다.

목 디스크는 전후 좌우로 튼튼한 인대 조직에 둘러싸여 있어 좀처럼 밀려나오지 않는다. 하지만 좋지 않는 자세나 사고 등 외부적인 자극으로 척추뼈가 제자리를 잃고 삐뚤어지게 되면 마치 고무풍선의 한쪽을 누르면 다른 한쪽이 밀려 커지는 것같이 되면서 목뼈 사이에 있는 디스크가 밀려나와 주위 신경근을

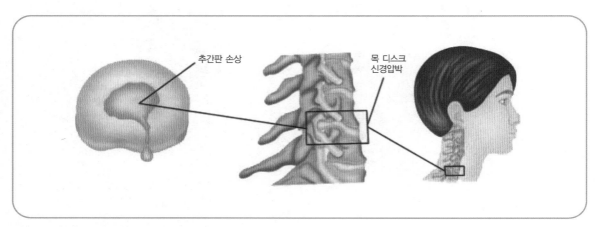

그림 1-19 목 디스크 손상

자극해 통증을 유발한다. 이것이 우리가 말하는 디스크 질환이며 추간판 탈출증이라고도 한다. 목 디스크 탈출에는 추간판의 탈출에 따른 연성 디스크 탈출증과 추간판 주위에 형성되는 골극(뼈가 가시처럼 솟아나는 현상)에 따라 척수나 신경근이 압박되는 경성 디스크 탈출증이 있다. 연성 디스크 탈출증은 디스크의 섬유륜이 터지면서 수핵이 탈출해 신경근이나 척수가 압박되는 상태로, 어느 연령층에나 올 수 있다. 경성디스크 탈출증은 노화에 따라 디스크 주위에 형성되는 골극 때문에 척수나 신경근이 압박되는 상태다. 주로 제 5~6번 경추 사이, 제 6~7번 경추사이가 다른 부위보다 골극이 잘 형성된다. 수핵 탈출은 퇴행성 변화의 초기에 볼 수 있는 현상이므로 연성 디스크 탈출증이 30~40대에 발병하는 데 반해, 경성 디스크 탈출증은 대체로 50세 이후에 많이 나타난다.

목 디스크는 한쪽 어깨와 팔이 경우에 따라 양쪽이 다 저리고 아플 때가 있으며, 팔이 저리고 감각이 둔해지기도 한다. 또한 목과 어깨가 뻐근하고 안구 동통, 두통이 나타나며, 어깨와 위쪽 팔 부분에 통증이 오고 손이 저리기도 한다. 목 질환일 경우 팔을 들면 아픈 증상이 덜해진다. 그래서 심한 목 디스크 탈출증인 사람은 항상 팔을 들고 다니는 것을 볼 수 있다.

만성 목 통증 중 과사용 증후군은 운동선수나 육체노동을 많이 하는 사람들에게 생기는데 목 근육과 관절의 반복적인 동작을 통해, 근육의 피로가 누적되고 근육이 딱딱하게 굳거나 뻐근한 통증이 일어나는 경우가 많다. 젊은 사람들에게 발생하며 관절의 퇴행성 변화가 일어나기 전 단계의 통증이다. 퇴행성 척추질환의 통증 스타일은 비슷하나, 허리, 목 척추 전후 좌우가 다 아픈 것과는 달리 오래된 나쁜 자세와 계속되는 통증으로 인해 근육과 관절이 퇴행성 변화를 일으켜 목 어깨가 한쪽 방향으로 치우치거나 올라간 경우, 좌우근육의 균형이 깨져 있는 경우, 목 척추가 휘거나 관절이 마모되거나 변형이 되어 목에 지속적인 피로와 스트레스를 주어 뻑뻑하고 뻐근한 통증이 계속 진행되는 경우에 생긴다. 나이가 많거나 육체노동을 많이 하는 직업일수록 발생위험이 높다. 퇴행성 견관절염일 경우 팔을 들면 통증이 심해 높이 들지를 못한다. 드물게 나타나는 경추척수증은 손이 저리다가 처음 목에서부터 팔, 다리까지 한꺼번에 저릿저릿 아프다.

만성 신경통은 가끔씩 발생하는 신경통증을 방치하여 관절과 근육, 신경의 퇴행성 변화로 인해 지속적으로 신경이나 근육을 압박해 발생하는 신경통증이다. 앉아 있을 때나, 누워 있을 때, 특히 움직일 때와 걸을 때 신체하중이 목과 골반 그리고 허리에 가해질 때 극심한 통증이 나타난다. 칼로 에이는 듯한 통증과 뻐근한 통증이 같이 생겨서 오랜 시간 움직이기가 힘들어진다.

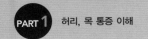
＊ 목 통증 원인 증상별 분류

바르지 못한 목 골격자세가 전신에 통증을 유발하는데 한쪽 어깨가 올라가면 어깨가 자주 뭉치거나 어깨 충돌 증후군이 발생한다. 목뼈가 좌우로 기울어지면 두통과 어깨결림이 자주 발생하고 어깨뼈 한쪽이 올라가면 올라간 쪽으로 목뒤 근육이 뭉치면서 목 회전이 어렵게 된다. 또한 양쪽 어깨뼈가 앞으로 기울어지면 어깨 앞굽이증이 생겨 어깨가 아프고 목 디스크탈출증이 생기기 쉽다.

경직된 근육이 목과 어깨 통증을 유발하기도 하는데 앞쪽과 옆쪽 목근육들이 뭉치거나 짧아지면 머리를 좌우로 회전하기 어렵고 목을 앞으로 잡아당겨 목 디스크가 발생하고 혈압을 올려 두통이 발생한다. 한쪽 목 근육이 뭉치거나 짧아지면 목뼈가 한쪽으로 기울어져 편두통과 어깨, 팔 저림증상이 나타난다. 또한 목과 어깨 연결부위인 승모근이 뭉치거나 짧아지면 좌우 어깨높이가 차이가 나거나 목 뒤가 뻣뻣해진다. 원인에 상관없이 목에 이상이 생기면 목을 둘러싼 근육이 수축하여 목을 일자로 만든다. 이런 상태가 오래 지속되면 결국 척추 뼈나 디스크를 손상시킨다. 주로 목을 앞으로 빼고 생활하는 사람의 경우 목의 통증을 자주 느끼고 심한 경우 두통, 현기증, 안구통 등을 호소한다.

목뼈 안정을 위한 베개 선택 요령

좋은 베개는 목, 허리디스크를 예방하는 데 매우 중요한 역할을 하며, 목의 곡선을 유지시켜 주는 데 큰 도움이 된다. 잘못된 베개 사용의 경우 목, 어깨, 허리 통증을 유발하며 특히 지나치게 높은 베개는 숙면을 방해하고 목 근육의 긴장을 초래하여 목, 어깨, 허리 통증의 원인이 된다. 또한 정상적인 목 곡선에 반대되는 자세를 만들어 주기 때문에 수면 후에 목결림 증세, 개운치 못한 기분 등을 느끼게 하는 원인이 된다. 목 뼈 주위를 감싸고 있는 인대, 근육의 경직현상을 이완시키는 최고의 방법은 목뼈 정상굴곡상태를 유지시켜 주는 적절한 수면 베개를 사용하여 수면 중에 자연스런 목 이완을 유도하는 것이 좋다. 베개의 높이는 6~8cm가 적당하며 오래 누워 있어도 머리가 시원한 것이 좋다.

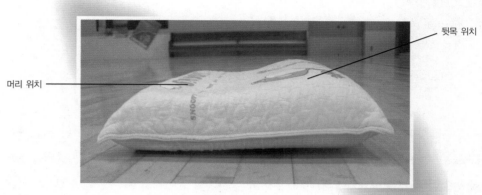

뒷목 위치

머리 위치

그림 1-21 바른 목 자세를 위한 베개

베개 형태가 우리 몸에 미치는 영향

쿠션용으로 만들어진 높고 커다란 솜 베개를 사용할 경우 목에 주름이 생기고 코골이를 할 수 있다. 자고나면 뒷목과 어깨 쪽에 통증이 느껴지고 충분한 산소 공급이 이루어지지 않아 잠을 자고 나서도 머리가 개운치 않게 된다. 이런 베개를 오랫동안 벨 경우 일자목이 될 가능성이 높고 목 디스크의 발생 위험도 크다. 또한 쿠션감이 없으면서 뒷머리가 높고, 목 부분이 낮은 베개를 사용할 경우에도 목주름이 심하게 생기고 뒷목과 어깨부위의 척추 쪽에 심한 통증이 생길 수 있다. 마찬가지로 일자목 가능성과 목 디스크 발생률이 대단히 높다.

두꺼운 요에서 얇은 베개를 베고 자거나 아예 베개를 베지 않는 경우에는 어깨와 견갑골에 과도한 몸무게가 실리면서 어깨와 팔이 결리게 되고 요추에 하중이 크게 발생되어 허리가 끊어지는 듯한 통증을 느낄 수 있다. 또한 등줄기의 척추 부분 통증과 목 전체의 근육이 굳으면서 복부에 압박감을 줄 수 있다.

03
**척추 유연성과 근기능
강화 이해**

운동재활 과정에서 유연성 강화 특성

골격과 근육에 문제가 발생하면 먼저 해당 부위의 근육들이 뭉치게 된다. 근육이 뭉치면 근육내 혈관들도 수축돼 혈액순환이 악화된다. 이로 인해 근육들은 혈액이 모자라 혈액을 통해 공급받는 영양소와 산소가 부족한 상태가 되기 때문에 근육의 기능이 떨어지고 뼈와 관절을 보호하기 힘든 상태로 이어진다.

몸의 이상신호 중 가장 쉽게 확인되는 것이 바로 근육이 뭉치는 것인데, 근육기능을 정상상태로 회복하고 강화시키는 과정은 우선 뭉친 근육을 풀어 주는 것이다. 이를 방치해두면 근육이 담당하는 기능이 약해지고 간헐적인 통증이 만성적인 통증으로 발전된다. 근육이 뭉치면 가장 먼저 통증부위의 근육들은 혈액순환이 나빠져 산소와 영양상태가 부족해지게 되고 근력과 기능이 현저히 떨어져 무거운 물건을 든다거나, 한 자세로 오래 있지 못하고 쉽게 피로감을 느낀다. 더 악화되면 해당부분이 저리거나 찌릿찌릿한 전류가 흐르는 통증이나, 점차 감각이 떨어지는 상태로 진행된다.

근육 속에는 혈관과 신경이 같이 분포되어 있는데, 스트레칭을 통해 혈액의 공급이 증가되면 신경의 전달속도 및 신경 전달물질의 분비도 원활해지기 때문에 근력도 증가되고 통증도 덜 느끼게 되며, 근육이 쉽게 뭉치거나 굳어지지 않게 된다. 해소 방법으로는 먼저 정적 스트레칭, 요가, PNF 스트레칭 등이 제안될 수 있다.

둘째는 틀어진 골격을 바로 잡아 주는 것이다. 목과 어깨, 허리근육을 뭉치게 만든 주범을 틀어진 골격에서 찾는 경우가 많다. 하지만 보통 사람들은 뭉친 근육이 풀리면 바로 치료를 끝내는데, 골격의 비틀림을 확인한 후, 자세와 체형 교정운동을 통해 틀어진 골격을 바로 잡아주고 올바른 골격과 자세로 고정시키기 위해 근력 강화운동을 실시하여야 한다. 대부분의 틀어진 골격의 70% 이상은 나쁜 자세와 습관에서 비롯된다고 보고되고 있다. 스트레칭과 체형 교정 운동, 그리고 카이로프락틱 기법 등에 의해 해결될 수 있다.

유연성이란 관절의 최대 가동 범위 내에서 동작하는 관절의 움직임 능력을 말한다. 유연성은 중요한 물리적 건강체력 요소인데 근육을 수시로 충분히 움직여주지 않으면 근육은 그 상태에 적응하게 되고 유연성을 잃게 된다. 또한 평소 자세와 작업습관으로 인해 근육의 유연성이 점점 상실된다. 유연성은 규칙적인 스트레칭 운동을 통해 증가하고, 활동하지 않으면 감소한다. 유연성에는 10초 전·후 정적 신전상태를 유지하며 근육을 늘려 가는 정적 스트레칭과 보건체조와 같이 가볍게 움직여 근육을 늘여주는 동적 스트레칭 두 가지 기본적인 형태가 있다.

스트레칭의 대표적인 효과는 근육이완을 극대화시키는 것이 될 것이고 구체적인 효과는 관절의 움직임이 좋아지고 동작이 부드러워지며 심신을 편안하게 해준다. 그리고 혈액순환을 촉진하고 근육 내 산소공급을 확장하여 노폐물의 순환을 촉진 시켜준다. 몸의 경직을 막아주며 골격계의 질환을 예방, 치료하는 효과가 있을 뿐 아니라 경련이나 인대손상처럼 운동 중에 일어날 수 있는 사소한 부상을 예방할 수 있다. 스트레칭이 충분히 이루어진 근육은 외부압력을 잘 견딜 수 있다. 또한, 스트레칭을 비롯한 유연성 체조는 당뇨병환자의 말초순환장애나 고혈당으로 인한 근육 및 인대의 변형을 막아주고 뿐만 아니라 40대 이후 흔히 발생하는 근골격계 질환의 예방과 치료에도 큰 도움이 된다.

사람들의 활동은 대부분 많이 사용하는 근육 위주로 이루어지는데, 그러다보면 자연히 근육의 유연성이 떨어지고 짧아지게 된다. 이러한 상태에서 갑작스럽게 운동을 하게 되면 운동 후 심한 통증을 경험하게 되고, 심하면 인대손상으로 이어지기도 한다. 하지만 사전에 유연성 체조나 스트레칭을 해준다면 부상을 방지할 수 있으며, 특히 평소에 유연성 체조나 스트레칭을 꾸준히 해주면 나이가 들면서 자세가 구부정하거나 동작이 둔해지는 것을 방지할 수 있다. 따라서 운동 전 준비운동을 하지 않고 바로 달리기를 하게 되면 운동시간을 오래 지속시키기 힘들지만, 5분 정도의 준비운동을 한 다음 달리게 되면 똑같은 상황에서 더 오래 달릴 수가 있다. 이는 무산소 운동에서 유산소 운동으로의 전환이 부드럽게 이루어지기 때문이다.

효과적인 스트레칭으로 근육을 확실히 이완시켜줄 수 있다. 말로는 스트레칭되는 그 느낌을 충분히 표현할 수는 없지만, 스트레칭을 해주면 몸의 지각 즉, 신전되는 느낌이 무엇인지 정확히 느낄 수 있다. 따라서 몸의 지각을 키워주기 위해서 근육을 스트레칭해주는 것도 좋다. 동작 중에 반동을 이용해서 연습하는 것보다는 일정 시간 신전되게 당겨 유지하는 스트레칭 방법이 효과적이다. 근육 스트레칭에 경험이 풍부한 사람은 근육의 사전 수축운동과 연결해서 실시해도 좋다. 즉, 근육을 원래 실시하고자 하는 스트레칭 방향과 반대되는 방향의 근육을 우선 수축시키는 것이다. 이 수축운동은 약 5초~10초 동안 유지하

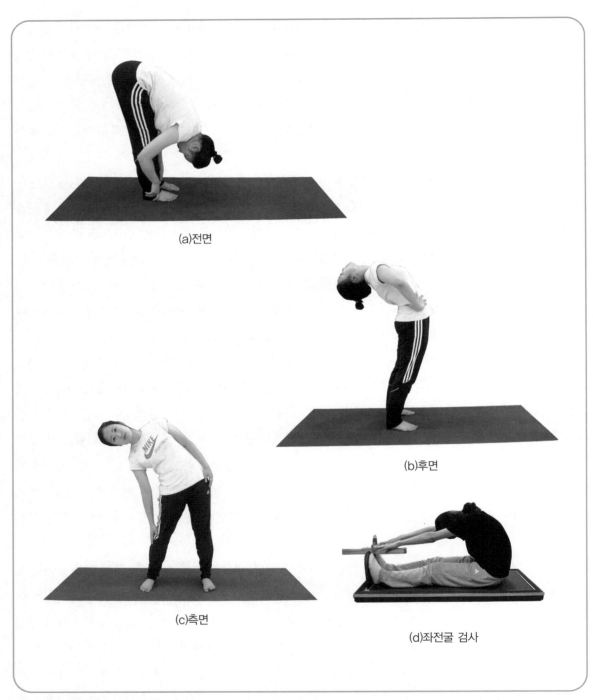

(a)전면

(b)후면

(c)측면

(d)좌전굴 검사

그림 1-22 허리 유연성 검사

는 것이 좋다. 수축의 강도는 적당한 정도로 수축 후 수축했던 근육을 신전시키면 스트레칭 효과를 짧은 시간에 더 크게 할 수 있다. 스트레칭 시간은 개인의 느낌에 따라 초보자들은 10초 전, 후 늘려주며 신전 동작에 호흡을 내쉬면서 실시하면 더욱 효과적이다. 숙련자에겐 발전 단계 스트레칭이 권장될 수 있겠으 며 요령은 근육이 최대한 늘어날 때까지 근육을 천천히 늘린 후, 최대한 늘어난 상태에서 10초간 유지 후, 다시 숨을 내쉬며 근육만이 아니라 신경까지 함께 천천히 늘어날 수 있도록 10초 단위로 2차, 3차 단계로 근육을 늘여주는 스트레칭 방법이다. 허리 유연성 검사는 그림 1-22 에서 보는 바와 같이 앞, 뒤, 좌, 우 가 동범위를 비교 측정하거나 좌전굴 측정 기기를 이용해서 허리 유연성을 검사할 수 있다.

운동재활 과정에서 근기능 강화 특성

운동재활 과정에서 최종 단계는 약해진 근력을 강화하여 자세안정과 재발을 방지하는 것이다. 근육의 기능은 크게 두 가지로 몸을 움직이게 만들어주는 것과 안정된 자세를 잡아주는 것인데 통증이 있는 사람들에겐 몸을 움직여주는 근육도 중요하지만, 안전하게 움직일 수 있도록 골격과 자세를 잡아주는 근육이 더 중요하다. 따라서 목과 어깨, 척추와 골반, 무릎과 발목을 안전하게 지지하고 고정시키는 안정근 강화훈련은 매우 중요한 부분이라 하겠다.

운동재활 목표는 통증 치료와 예방을 넘어 다시는 통증이 재발하지 않도록 건강한 몸 상태를 유지, 보수해주는 데 있다. 운동방법에는 관절가동범위가 원만할 경우 적절한 운동부하로 같은 관절각도를 왕복 이동하는 '등장성 운동(Isotonic Exercise: 팔굽혀펴기, 턱걸이, 윗몸일으키기 등)' 과 관절이동을 고정하고 근수축을 유도하는 '등척성 운동(Isometric Exercise : 벽 밀기)' 을 활용하는 운동방법이 있다. 운동 단계는 틀어졌던 골격이 다시는 비뚤어지지 않도록 단단히 고정시키는 데 역점을 두고 실시한다. 초기 통증이 남아 있는 단계에서는 일정 각도에서 근수축을 유지하는 등척성 운동을 권장하게 된다.

근육강화 원리는 대표적으로 과부하의 원리, 점진성의 원리, 반복성의 원리, 개별성의 원리 등이 적용된다. 과부하의 원리는 신체기능을 발전시키기 위해서는 일정 수준 이상의 부하를 더 크게 하여야 효과를 볼 수 있다는 원리이며 점진성의 원리는 운동 양과 질적 측면에서 점진적으로 부하를 높여감으로써 신체기능을 발달시키는 원리이다. 반복성의 원리는 트레이닝을 일시적, 또는 집중적으로 하면 충분한 효과를 기대할 수 없을 뿐만 아니라 경우에 따라서는 상해를 입을 수도 있기 때문에 정기적으로 반복 실시해야 안전하고 충분한 효과를 얻을 수 있다는 원리다. 개별성의 원리는 개인의 체력과 건강을 고려하여 성별, 연령, 숙련도 등을 감안하여 적용해야 한다는 원리이다.

운동을 시작하면, 운동초기(0~8주 정도 사이)에는 신경계 강화를 통해서 근력 향상을 느낄 수 있게 된다. 하지만 어느 정도 시간이 지나면, 신경계에 의해 강화되는 비중보다는 근육비대에 의한 근기능 강화 비중이 높아지게 된다. 1년 이상 장기간 최대근력 강화단계에서는 근육비대를 통한 증대보다는 다시 신경근 강화에 의한 근력 증가가 커지게 된다. 근력향상은 근력 훈련 초기에 많이 이루어지고, 3개월 정도까지는 근력기능 향상이 크게 나타나는 시점으로 볼 수 있다. 인대와 근육을 강화시키는 운동은 전반적으로 8주~12주 이상은 해야 큰 기대를 할 수 있으며, 뇌가 바른 자세를 편하게 느끼는 데는 3개월 이상이 소요된다.

과거에는 허리가 아프면 제일 먼저 하는 치료가 '안정' 이다. 누워서 안정을 취하는 것이 가장 쉽고 효과적으로 통증을 줄여 주는 방법이라 믿었다. 허리가 아프면 무조건 쉬어야 한다고 해서 2주 이상씩 허리를 움직이지 말라고 했다. 하지만 요즘에는 그 안정 기간을 1~2일 정도로 제한한다. 안정 기간이 너무 길면 근육이 소실되어 허리를 더욱 약하게 만들 수 있기 때문이다. 또한 한번 소실된 근육을 회복하기란 굉장히 어렵기 때문에 여러 방법을 동원해 통증을 줄이는 한편, 빠른 시일 안에 운동을 할 수 있게 해야 한다는 것이다. 통증이 줄어들면 병원 운동 전문가로부터 제시한 올바른 자세를 익히고 적절한 운동법으로 꾸준히 관리해야 한다.

재활과정 중 통증이 사라졌거나 경미하다면 가급적 빠른 시간 안에 운동을 시작하는 것이 좋다. 운동은 특정 시기에만 하는 것이 아니라 병이 없는 사람도 해야 하고, 가벼운 치료를 받았거나 간단한 수술을 받은 사람, 큰 수술을 받은 사람 등 너 나 할 것 없이 모두 해야 한다. 허리는 사용하지 않으면 근력이 급격히 감소하고 근육이 위축된다. 근력은 키우기는 힘든데 반해 잃는 것은 너무도 한순간이며, 한 번 잃은 근육을 원상회복하기도 쉽지 않다. 따라서 허리가 아플 때는 가급적 빠른 시간 안에 통증을 줄여 주고, 곧바로 운동을 시작해 허리가 약해지는 것을 막아야 한다. 좀 더 나아가 수술 후에도 적극적으로 운동을 실시하여 허리가 튼튼해질 수 있도록 하는 것이 요즘의 요통, 목 통증 재활치료 방식이다. 정상 조직의 손상을 최소화하는 수술 방법을 택하는 이유도 운동을 빨리 시작해 회복을 촉진하고 정상 기능을 보존하기 위해서다. 더불어 재활치료 회복 중에도 근력운동과 더불어 혈액순환 증진과 준비 운동 목적으로 유산소 운동을 병행하는 것을 권장하고 있다.

유산소운동은 심장을 튼튼하게 만들어줘 혈액순환을 좋게 하고, 아픈 허리 부위에 영양분과 산소를 빠르게 공급해줘 운동재활 효과를 높이고 회복기간을 줄여준다. 하지만 달리기나 계단 오르기처럼 운동 강도 높은 유산소운동보다는 가볍게 실시하면서 허리뿐만 아니라 전신의 근육을 골고루 사용할 수 있는 종목을 선택하는 것이 중요하다. 산책, 속보, 낮은 경사 동산에서의 등산, 잔디밭 위에서 걷기, 러닝머신에서 걷기, 고정식 자전거 등을 추천할 수 있겠다. 요통, 목 통증 재활 단계별 맞춤 운동은 유산소 운동 직후 체온이 상승된 상태에서 실시하면 더욱 효과적이다.

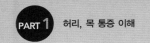

평지 걷기

걷기는 누구에게나 쉽게 적용될 수 있는 좋은 운동이라 하겠다. 직립 동물인 인간에게 걷는다는 것은 생명 유지의 기본이라고 할 수 있는데, 다른 운동과 달리 걷기는 몸 전체를 무리 없이 골고루 움직이게 해준다. 심폐 기능 강화와 더불어 하지의 혈액순환과 장운동을 촉진하며, 척추 균형을 잡아 주고 심폐 지구력을 향상시켜준다. 1km를 10분에 걷는 속도로 매일 30분 정도 걷는 것이 적당하다. 가급적 부드러운 흙길과 풀밭을 걷는 것이 더욱 효과적이며, 특히 척추 수술을 받았거나 만성 요통이 있는 사람에게 걷기만큼 안전하고 효과적인 운동은 없다.

걷기운동은 1주일에 4~5회가 적당하며 시간은 30~50분 내외에서 실시하는 것이 좋다. 갑자기 무리하게 걷기운동을 하게 되면 약해진 허리관절과 근육에 부담을 줄 수 있으므로 운동시간은 정해 놓고 규칙적으로 하는 것이 좋다. 걷기운동은 몸 안의 독소와 피로물질이나 통증을 발생시키는 염증수치와 젖산수치를 낮추어서 통증을 줄여주는 효과도 있다.

건강한 허리를 만들고 싶다면 수술 직후 하루 빨리 걷기 운동을 시작해 허리 근력을 강화하는 것이 좋다. 또는 수술 후 보조기가 필요한 시기가 지나면 되도록 사용하지 않는 게 오히려 낫다. 이렇게 하다 보면 몇 달 뒤에는 한 번에 1시간 이상 걸을 수 있게 된다. 만약 시간을 조금씩 늘려 가는 중에 힘이 든다면 한 번에 걷는 시간을 줄이고 나누어 걷는 것도 무방하다. 걷기의 유일한 단점은 재미가 없고 지루하다는 것인데 이때는 음악을 들으면서 걷거나 가족, 친구, 걷기동호인들과 같이 한다면 더욱 도움이 될 것이다. 걷기 운동은 단기간에 효과가 나타나는 것이 아니므로 꾸준히 해야 하며, 누워만 있지 말고 하루라도 빨리 걷기 운동을 시작하는 게 허리, 목 건강에 좋다.

✱ 올바른 걷기 자세

올바른 걷기 자세에서 시선은 항상 똑바로 정면을 바라보고 배는 끌어당기며 가슴은 펴고, 턱을 끌어당긴다. 상체를 바로 세우고 무릎도 함께 펴지게 한다. 걷기에 익숙해지면 걷기 중에는 가볍게 숨이 차고 옆사람과 대화는 가능할 정도의 속도로 걷는 것이 좋다. 한쪽 발을 앞으로 내밀고 무릎은 살짝 구부린다. 등을 굽히고 턱을 앞으로 빼거나 구부정하게 서는 것은 바람직하지 않으며 군인 같은 경직된 자세도 허리에 좋지 않다. 한 자리에 오래 서 있어야 할 경우에는 벽돌 한 장 높이의 받침대에 한쪽 발을

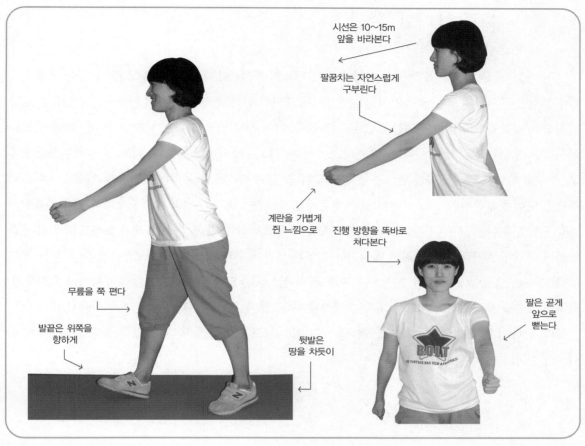

시선은 10~15m
앞을 바라본다

팔꿈치는 자연스럽게
구부린다

계란을 가볍게
쥔 느낌으로

진행 방향을 똑바로
쳐다본다

무릎을 쭉 편다

발끝은 위쪽을
향하게

뒷발은
땅을 차듯이

팔은 곧게
앞으로
뻗는다

그림 1-24 올바른 걷기 자세

번갈아 얹어 놓는 것이 좋다. 걷기에 자신감이 생기면 아래 가이드라인에 따라 꾸준히 걷기를 즐겨보자. 요통, 목 통증의 빠른 회복은 물론 재발방지와 건강관리에 유익할 것이다.

① 허리와 등을 곧게 펴고, 팔은 자연스럽게 펴진 상태로 걷거나, 90도 L자형 또는 V자형태로 구부려 힘차게 젓는다.
② 아랫배에 힘을 주고 턱은 당긴다.
③ 호흡은 자연스럽게 코로 숨을 들이마시고 입으로 내쉰다.
④ 시선은 전방 10~15m를 본다.
⑤ 보폭은 (자신의 키 – 100cm) 정도로 잡아서 힘차게 걷는다.
⑥ 운동 강도는 숨이 차고 약간 힘이 들지만 옆사람과 대화가 가능한 정도가 알맞다.
⑦ 운동 시간은 최소한 30분 이상을 쉬지 않고 걷는 것이 좋다.

수중 걷기와 수영

수중 걷기와 수영은 물속에서 하기 때문에 관절에 부담을 주지 않고 할 수 있는 운동으로 척추 기능을 강화함과 동시에 유연성을 증진하는데 대단히 좋은 운동이다. 물이 가슴까지 잠기는 수영장에서 25m 구간을 천천히 왕복하는 것으로 시작한다. 어느 정도 익숙해지면, 양손을 머리 뒤쪽에서 교차하여 잡고 50m를 힘껏 달릴 수 있을 때까지 조금씩 속도를 높여 가며 운동한다. 이는 심폐 기능을 강화하고, 허리뿐 아니라 전신 근육을 골고루 튼튼하게 해 준다. 특히 수영은 물의 완충작용과 부력으로 허리의 부담을 덜어주며 관절의 손상 위험이 없기 때문에 중장년층에 효과적이다. 그중에서도 배영과 자유영이 가장 권할 만하다. 특히 배영은 가장 편하면서도 신체적으로 균형 잡힌, 누운 자세를 취하므로 허리 통증 완화에 대단히 효과적이다. 하지만 평영이나 접영은 허리에 무리를 줄 수 있으므로 가급적 피하는 것이 좋다. 수영은 일주일에 두세 번, 20분 내지 30분 정도 실시하면 효과적이다. 21℃ 이하의 차가운 물에서 수영하면 근육을 수축시키게 되므로 피하는 것이 좋다. 수영이 아무리 허리에 좋은 운동이라고 해도 속도를 내면 근육이 지치게 되고 근육 스트레스도 커지게 되므로 천천히 오래 할 수 있는 수영법을 택하는 것이 바람직하다.

허리, 목 통증 재활과 예방 위한 권장 식단

인간의 근육은 기초 단백질로 이루어져 있으며 단백질은 견과류와 씨앗, 곡물과 콩류 같은 식물과 우유 등에 많이 포함되어 있다. 단백질이 없다면 우리 몸을 재건할 수 없으며 성장발달의 초기 단계에는 빠르게 성장하려는 신체 요구를 충족시키기 위해 하루에 많은 양의 단백질이 필요하다.

운동 재활과정에서도 운동치료 효과를 최대한 높여주기 위해서는 병원에서 환자들에게 고단백질 식사처방을 내리는 것과 마찬가지로 단백질 위주의 영양섭취가 중요하다. 허리에 통증이 있고 근육이나 인대, 관절에 염증 손상이 있을 때 그 부위를 치료하고 회복하기 위해선 세포의 영양소가 되는 단백질 섭취가 필요하다. 또한 단백질은 몸의 호르몬계를 위해서 뇌와 신경계의 화학적 전달자 역할을 하는 것뿐 아니라 근육, 인대, 연골 등 골격의 성장을 위해서도 매우 중요하다.

재활운동 중에는 소화하기 어려운 뻑뻑한 닭 가슴살이나 소고기 안심보다는 소화흡수가 좋은 닭죽과 소고기죽, 참치죽, 삼계탕 같은 죽이나 탕 종류의 형태로 섭취하는 것이 좋다. 또한 과식으로 인해 위장에 음식물이 많아지면 허리가 앞으로 쏠려 허리 통증이 발생할 수 있으므로 하루 3끼 소량의 식사와 식사 사이에 삶은 계란이나 우유 등 두 끼의 간식을 나눠 섭취하는 것이 좋다.

척추가 튼튼해지려면 음식 섭취에도 신경을 써야 하는데 칼슘과 마그네슘은 튼튼한 뼈의 성장에 필수 성분이다. 녹색채소(브로콜리, 양배추, 샐러리)와 모든 짙은 녹색잎 채소에는 두 영양소가 들어 있다. 칼슘의 가장 풍부한 공급원은 작은 뼈가 있는 기름진 생선(연어와 정어리 같은 생선), 모든 유제품(우유, 염소유, 양유), 견과류와 씨앗이다. 칼슘뿐 아니라 비타민 C와 비타민 D도 뼈와 이를 구성하는 콜라겐 형성에 가장 중요한 영양조절소이다. 감자, 붉은 딸기류의 과일, 감귤류, 닭고기와 붉은살 육류에 많이 들어 있다.

뼈의 구성 성분이 칼슘이므로 콩, 미역, 소 사골뼈 등 칼슘이 풍부한 식품을 매 식사마다 챙겨 먹는 것이 좋다. 척추에 좋은 음식을 챙기는 것 못지않게 척추가 싫어하는 식품을 멀리하는 것도 필요하다. 커피나 술은 뼈에서 칼슘을 빠져나가게 하고 근육을 풀리게 해 디스크나 인대 등이 손상받기 쉬운 상태로 만든다. 또한 담배는 비타민C의 소비를 늘리고 뼈에서 칼슘 및 무기질을 빼앗아 척추의 퇴행성을 촉진시킬 뿐만 아니라 일산화탄소로 혈관을 손상시켜 척추의 혈액순환을 방해하고 디스크를 변성시키므로 멀리 하는 것이 바람직하다.

통증 감소에 도움되는 권장 식품

● 우유

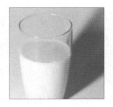

우유에는 근육의 구성성분인 단백질이 많이 포함되어 있으며 튼튼한 뼈와 이를 만드는데 필수성분인 칼슘과 비타민 D도 다량 함유되어 있다.

● 계란

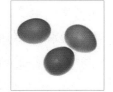

계란 노른자에는 면역계를 위한 아연과 뼈를 강하게 만드는 데 없어서는 안 될 비타민 D뿐만 아니라 뇌에 산소를 공급하는데 필요한 철분이 풍부하게 함유되어 있다. 삶은 계란에 대한 과민반응 증상이 없다면 계란은 척추통증환자에게 가장 중요한 식품 중의 하나가 될 것이다.

● 두부

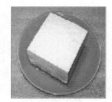

두부 반모에는 우유 한 잔에 들어 있는 양보다 많은 칼슘이 들어 있어서 뼈 건강에 도움을 준다. 또한 칼륨 등 무기질이 풍부해 환자의 영양식으로도 적합하다.

● 시금치

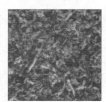

철분의 보고로 알려진 시금치에는 칼슘과 마그네슘이 풍부하다. 심장을 보호하는 칼륨과 마찬가지로 두 미네랄은 튼튼한 뼈를 만드는 데 중요하다. 또한 최근에는 시금치가 시력을 향상시키고 보호하는 영양소인 루테인의 풍부한 공급원이라는 사실도 밝혀졌다.

● 미역

칼슘 함량이 많은 미역은 뼈를 튼튼하게 할 뿐만 아니라 피도 맑게 하는 일석이조의 효과가 있다.

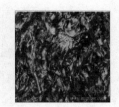

● 소 사골뼈

칼슘이 풍부해 퇴행성 척추 질환에 좋다. 칼슘을 효과적으로 섭취하려면 처음 우려낸 뽀얀 국물보다 여러 번 우려낸 맑은 국물을 먹도록 한다.

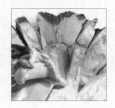

● 토마토

토마토는 칼륨이 풍부해 몸 안의 나트륨 배설을 빠르게 하여 붓기를 빼주며, 허리 통증을 유발하는 염증을 줄여주고 항암효과에 뛰어난 라이코펜 성분도 많아 나이가 많은 분들은 하루 3개만 먹어도 좋은 효과를 볼 수 있다.

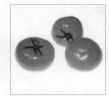

● 멸치 뼈

건강의 대표 식품으로서 세포 조직에 필요한 칼슘, 인, 철 등이 풍부하므로 매일 섭취하도록 한다.

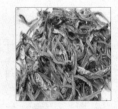

● 검은콩

피를 맑게 해줄 뿐 아니라 어혈을 풀어주어 혈액순환을 원활하게 도와준다. 결림이나 통증을 완화시키는 데 도움이 된다.

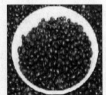

● 표고버섯

비타민 B군과, 나이아신, 비타민 D 등은 물론 칼슘, 철분, 아연, 마그네슘, 칼륨 등의 무기질이 풍부해 골다공증 예방뿐만 아니라 갱년기 여성의 요통 예방에도 효과적이다.

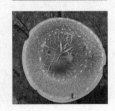

● 완두콩

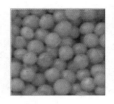

완두콩은 모든 조직과 기관의 성장에 필수적인 단백질이 채소 중에서 놀라울 정도로 많이 함유되어 있다. 완두콩에는 심장의 건강을 위한 마그네슘과 칼슘뿐 아니라 성장과 빠른 상처치유를 위한 아연, 면역기능을 위한 비타민 A와 비타민 C가 풍부하다. 완두콩은 아무리 많이 먹어도 나쁘지 않다.

● 호두

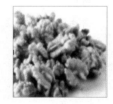

호두는 지방, 단백질, 당질, 수분, 섬유, 마그네슘, 무기질, 망간, 인산, 칼슘, 비타민 A, B, C, D 등 풍부하게 들어 있는 식품이다. 필수 지방산이 많이 있기 때문에 혈관 벽에 콜레스테롤 부착을 억제, 각종 성인병을 예방시켜 준다.

● 오렌지

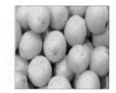

오렌지의 항산화제인 헤스페리딘은 혈관 기능을 향상시키고 비타민 C, 칼륨, 엽산, 섬유질 등의 영양소가 들어 있어 괴혈병을 예방할 뿐만 아니라 면역 기능을 강화하여 전반적인 자연치유 과정을 돕는다. 또한 수용성 섬유질인 펙틴이 들어 있어 장운동 자극과 유독성 물질의 흡수를 막아 변비 완화 및 소화기 개선에 좋다.

● 도가니

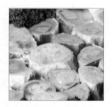

소 무릎 뼈인 도가니는 황산콘드로이틴이라는 성분이 들어 있어 관절을 부드럽게 움직이도록 하고, 디스크와 뼈를 튼튼하게 해준다. 퇴행성 척추 질환에 효과적이다.

● 딸기

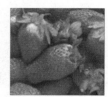

딸기는 베타카로틴과 면역을 위한 비타민 C, 심장과 심혈관계의 건강 그리고 신경계를 위한 엽산과 칼륨의 훌륭한 공급원이다. 딸기는 칼슘흡수와 튼튼한 뼈를 위해 필요한 비타민 K가 함유된 유일한 과일로 영양학적으로 가장 중요한 과실 중의 하나이다.

● 사과

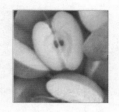

사과는 면역을 책임지는 비타민 C와 베타카로틴을 풍부하게 공급한다. 뿐만 아니라 사과에는 팩틴이라는 화합물이 많이 들어 있는데 이것은 소화기 계통의 이로운 박테리아를 자극하고 몸의 독소를 제거한다.

● 부추

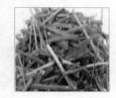

부추는 몸이 찬 사람에게 좋으며 피를 맑게 하여 허약체질 개선, 미용 성인병 예방에 효과가 있다. 부추의 열매는 구자라고 하여 비뇨기계 질환의 약재이며, 혈액정화, 강장 강심제로 쓰인다. 이밖에도 산후통, 요통, 치통, 변비 및 구토증의 치료와 개선에도 효과가 있다

● 보리

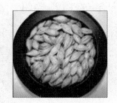

보리에는 비타민 B_1, B_2가 풍부하게 함유되어 있어 각기병 예방에 좋다. 섬유질 성분이 많이 함유되어 있어 요통, 목 통증 환자의 소화기능 증진에 좋으며 보리에는 섬유소가 쌀에 비해 10배 이상 많이 되어 있는 베타클루칸 성분이 혈당을 저하시켜주기 때문에 당뇨와 소화기 개선에도 좋다.

● 자두

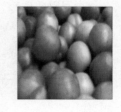

자두는 식이섬유가 풍부해 다이어트에 효과적이고 면역기능 강화 및 염증 유발억제 효과가 있다. 미네랄이 풍부하고 고혈압, 빈혈 및 혈액순환에 도움을 준다. 각종 유기산 함유로 피로회복 및 식욕증진 효과에 좋다.

통증 감소를 위한 식이 방법

통증 감소를 위한 단계로서 허리에 통증을 느끼게 되면 가장 우선해야 할 것은 바른 자세 유지와 체중을 줄이는 것이다. 체중을 줄이는 방법은 운동도 있겠지만 가장 빠른 방법은 식습관을 바로 잡고 섭취하는 칼로리를 줄이는 것이다. 허리근육은 단백질로 이뤄져 있기 때문에 체지방과 체중을 쉽게 늘리는 탄수화물보다는 흡수가 느리고, 소화를 위해 많은 에너지를 소비하게 되는 저지방 고단백질 음식 인 닭 가슴살이나 등 푸른 생선, 고등어, 꽁치, 삼치, 콩 위주로 식단을 짜고, 각종 영양소와 섬유질이 풍 부한 야채와 해산물을 풍부하게 섭취하는 것이 좋다.

버섯에는 신경세포를 건강하게 해주는 영양소인 비타민 B_1과 나이아신이 풍부하게 들어 있고, 뼈를 튼 튼하게 해주는 비타민 D와 칼슘이 들어 있어서 허리 근육과 뼈를 모두 건강하게 해준다. 또 허리관절의 염증을 완화시키는 렉티난, 혈액순환을 돕는 렉티오닌, 에리타데닌이 들어 있어서 통증을 줄이는 데 도 움을 준다. 특히 버섯 중에 표고버섯이 염증을 완화시키는 렉티난 성분이 많은데 표고버섯을 조리하거나 생으로 먹는 것보다 햇빛에 말려 먹는 것이 렉티난 성분을 더 많이 섭취할 수가 있다.

허리 통증 환자들의 75%가 골감소증과 골다공증을 가지고 있는 것으로 알려져 있는데, 뼈가 약하게 되 면 체중을 효과적으로 분산시키지 못해 허리 부담은 더 커지게 된다. 뼈가 튼튼해지면 체중을 몸 전체에 효과적으로 분산시켜 허리의 부담을 줄여준다. 저지방에 칼슘과 비타민 D, E가 풍부한 굴과 저지방 우 유, 저지방 치즈, 생선, 호두, 아몬드를 하루에 1회 이상 섭취하면 좋다.

디스크의 70%는 수분으로 이루어져 있다. 체중의 부담을 흡수하기 위해 젤리 형태인 디스크는 안에 수분을 함유하고 있는데 물을 적게 섭취하면 디스크의 수액이 줄어들어 딱딱해지고 외부의 충격에 쉽게 손상되고 튀어나온다. 하루에 수분을 1.5리터 이상 섭취하면 디스크 속 수분량이 많아져서 체중과 충격 을 흡수해 척추를 보호한다. 물은 되도록 식사와 식사 사이에 섭취하고 식사 전, 후 30분간은 물 섭취를 피한다.

오메가3과 글루코사민을 섭취하자. 관절과 근육의 윤활유 역할을 하는 물질은 생선과 견과류에 많이 함유되어 있다. 관절에 좋은 오메가3 지방산과 글루코사민을 1주일에 2회 이상 섭취하면 관절 사이에 있 는 연골과 디스크를 재생시켜 주는 역할을 해 나이가 많거나 관절에 손상이 있더라도 큰 효과가 있다.

토마토를 매끼 먹도록 하자. 토마토 1개는 칼로리가 30kcal로 밖에 되지 않고 아무리 많이 먹어도 살이 찔 걱정이 없다. 토마토를 먹으면 뇌가 포만감을 빨리 느끼게 도와주는 콜레키스토키닌(cholecystokinin) 이라는 소화 호르몬이 분비되기 때문이다. 또 칼륨이 풍부해 몸 안의 나트륨 배설을 빠르게 하여 붓기를 빼주며, 나쁜 콜레스테롤 흡수를 막아주는 펙틴도 많아 체지방이 느는 것을 막아준다.

토마토는 허리 통증을 낳는 염증을 줄여주고 항암효과에 뛰어난 라이코펜 성분도 많아 매일 적게 먹어도 좋은 효과를 볼 수 있다.

볶음 요리보다 깔끔한 음식을 먹도록 하자. 피를 맑게 하는 채소와 과일을 먹는 것도 중요하지만, 피를 더럽히는 지방을 적게 섭취하는 것이 중요하다. 허리가 아픈데 먹는 음식량을 줄이면 체력이 더 떨어지게 된다. 먹는 양은 그대로 유지하되 칼로리만 낮추도록 한다. 특히 탄수화물은 뇌의 주된 에너지가 되며 근육을 활성화시켜 더 많은 힘을 낼 수 있는 원료가 되지만, 흡수가 빠른 흰 쌀과 흰 빵 같은 탄수화물을 과하게 섭취하게 되면 혈당을 빠르게 올려 지방으로 변하기 쉽다. 흡수가 느린 잡곡밥이나 통밀빵, 보리 빵과 같은 섬유질이 풍부한 음식은 소화흡수가 느리고 포만감을 오래 느끼게 해주어 폭식을 막아준다.

점심을 잘 챙겨 먹자. 체중을 줄이기 위한 음식물 섭취량은 점심, 아침, 저녁 순으로 하루 중 신진대사 기능이 가장 좋은 점심때 음식의 양을 여유 있게 섭취하면 하루 중 피로감을 줄여주고 더 많은 활동을 하여 에너지를 많이 소비시키게 도와준다. 오후 8시 이후에는 간식은 먹지 않는 것이 좋으며 지방분해 기능저하로 과체중이 될 수 있다. 저녁식사는 단백질이 풍부한 살코기, 두부 등 포만감이 오래가는 식사를 섭취함으로써 간식을 피할수 있다.

음주와 흡연을 피하도록 하자. 허리 통증을 없애기 위해서라도 1주일에 1회 이상 음주를 하지 않도록 한다. 과도한 음주와 흡연은 간을 피로하게 만들어 신진대사 기능을 떨어뜨리고 지방분해 능력을 떨어뜨려 체중이 늘어나게 만든다.

위와 같이 허리 통증을 예방, 치료하는 음식 섭취법을 명심하고, 규칙적인 운동을 병행한다면 체중을 더 쉽게 줄일 수가 있다. 굶어서 체중을 줄이면 영양소가 쉽게 빠져나가 골밀도가 낮아져 골절을 입기 쉽고, 단백질이 부족해져 근력과 근육량이 줄어들어 허리부상을 쉽게 입고 통증이 심해질 수가 있기 때문이다. 단식보다는 칼로리가 낮고 영양이 풍부한 음식을 적절히 섭취하면서 자신에게 맞는 재활운동을 병행한다면 더욱 빨리 허리 통증을 치료하고 회복할 수 있을 것이다.

06
재활운동 중 유용한 냉요법

냉요법의 효과

인체에 냉(冷)자극과 온(溫)자극을 이용해 통증을 다스리는 것을 '온열요법'이라고 한다. 몸에 열을 가하거나 억제하는 것에 따라 혈액순환개선, 소염효과, 진통효과, 신진대사촉진 등의 생체반응을 일으키는 것을 목적으로 의료현장에서 많이 활용되고 있다. 온냉의 기준은 건강한 사람의 체온(36.5~37도)보다 높으면 온(溫), 낮으면 냉(冷)으로 구분, 체온과 비교해 온도 차이가 클수록 효과에 대한 자극이 강하다. 냉요법은 문자 그대로 냉을 이용한 치료(cold therapy)이다. 대표적으로 얼음주머니나 냉팩을 이용한 얼음마사지와 화상에 찬물을 흐르게 하거나 냉소용돌이(cold whirlpool) 등에 담그는 냉수욕, 냉운동(냉을 적용하는 것과 운동을 번갈아 하는 것), 냉신전(냉을 적용하는 것과 신전을 번갈아 하는 것) 등이 적용되고 있다.

냉요법은 급성통증에 높은 진통과 소염효과가 있어 응급처치 상황에 주로 사용한다. 얼음의 효과는 손상 부위 온도를 낮춤으로써 출혈을 억제하고 부종을 예방하는 데 탁월하다. 또한 혈액의 흐름이 1차 외상에 의해서 방해를 받으며, 외상 후에 곧바로 저산소중에 의한 2차 외상을 유도하는 현상이 발생하는데, 냉찜질은 1차 손상 이후 주변 세포들이 산소 부족으로 저산소중에 의한 2차 외상으로 이어지는 것을 막아준다. 즉, 세포조직들을 "일시적인 동면" 상태로 유지시켜 주는 것이다.

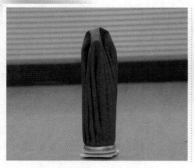 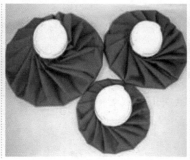 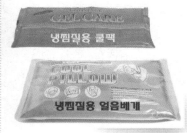

그림 1-25 냉찜질용 제품

돌발성 요통 발생의 경우 24~48시간 이전에는 냉자극을 실시하게 되는데, 이 경우 아픈 부위에 냉팩 또는 얼음을 이용 20여 분 전, 후 직접 또는 간접적으로 조직을 차갑게 만들어 준다. 냉팩 적용 초기 5분 전후 극심한 통증을 호소하는 경우가 있으나 냉찜질을 지속하면 통증은 사라지게 된다.

냉요법 효과 및 냉이완 적용 방법

● 냉요법 효과

- 급성 상해 시 통증과 부종 방지 효과

- 급성 관절 염좌의 경우 조기 능동적 운동 실행 효과

- 저산소증에 의한 2차 손상 방지효과

● 냉요법 적용 방법

- 근 손상의 경우 바로 냉팩을 손상 부위에 적용한다, 냉팩 적용은 부상 직후 가능하면 빨리 실시할수록 좋다.

- 재활운동 중 통증 발생 경우에도 바로 냉팩을 적용한다.

- 냉스트레칭은 최초 10~20분 얼음 찜질 후 운동을 실시한다.

- 냉운동은 20분 냉찜질후 20~30초 등척성 수축 운동과 10~20초 스트레칭 운동을 실시하고 매번 20초간 휴식을 실시한다. 3~5회 반복한다.

- 고통이 없는 상태에서 가능한 많이 스트레칭 한다.

- 3시간 전, 후 간격을 두면서 하루 두세 번 실시하면 좋다.

급성 상해 또는 통증 발생 시 응급처치(RICES) 요령

응급처치 순서는 안정(rest), 얼음(ice), 압박(compression), 거상(elevation), 고정(stabilization)의 머리글자를 딴 RICES법에 따라 적용한다.

① 안정(rest)은 활동을 제한함으로써 상해 부위를 안정시키는 것을 말한다.

② 얼음(ice)은 상해 부위를 높게 올린 후 가능한 한 신속히 상해 피부에 직접 얼음팩을 적용한다. 얼음 찜질은 20분 전후 실시하며 심한 부상의 경우 5분 휴식 후 다시 20분 실시를 3회 반복한다. 얼음 찜질은 초기 극심한 통증이 느껴질 수 있으나 5분 이상 지속하면 통증이 사라진다.

③ 압박(compression)은 각 관절별로 적절한 사이즈의 탄력붕대로 압박을 하거나, 탄력붕대로 얼음팩을 신체 부위에 단단히 압박하여 고정하게 한다.

④ 거상(elevation)은 베개 또는 쿠션 등의 보조물을 이용하여 상해 부위를 심장보다 높은 위치에 있도록 하며 부종을 방지한다.

⑤ 고정(stabilization)은 부목이나 버팀목 등으로 상해 부위를 고정시키는 것이며 다리 부위의 경우 무리 없이 걸을 수 있을 때까지 목발을 사용하는 것이 좋다.

TIP 얼음팩 집에서 만들기

우유팩을 재활용하여, 물을 채우고 냉동실에서 넣어두면 금세 찜질용 얼음이 만들어진다. 사용 시에는 상해 부위 아래에 수건을 받쳐주고 종이를 조금씩 찢어가며 냉찜질을 20분 전, 후 실시한다.

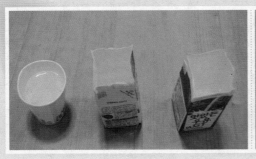
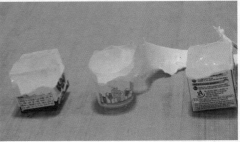

재활프로그램 진행과정 이해

운동상해는 주로 신경, 근육, 골격계, 피부 등에 나타나는데 보통 신경, 근육, 골격계가 손상되었을 때에는 여러 가지 합병증이나 후유증이 발생하게 된다. 예를 들면, 근수축력 약화, 근위축, 관절경직, 고유감각신경 손상, 신경-근육 부조화, 근지구력 약화, 심폐지구력 저하 등이 발생하게 되는 것이다. 손상 후 염증, 통증, 붓기는 수일 내로 가라앉지만, 통증과 부종이 소실되었다고 하더라도 휴식을 취하는 동안 근수축력이 약해지고 관절이 굳을 수도 있기 때문이다.

근수축력이 약해진 경우에는 관절의 동작을 원하는 만큼 할 수 없을 뿐만 아니라 관절을 보호할 수도 없게 된다. 따라서 이러한 합병증이나 후유증 등을 주의 깊게 관찰하고, 단계적인 재활치료를 실시하여야 한다. 운동상해 후 재활의 목표는 가능한 한 빨리 그리고 안전하게 일상생활로 복귀하는 것이므로, 손상이 치유될 때까지 적극적으로 치료하되 너무 무리되지 않게 균형을 잘 맞추어야 한다.

체계적인 재활 프로그램의 단계를 살펴보면, 첫째 단계로 상해 후 부종조절을 위한 기본적 응급치료(염증조절기)에는 부종제거를 위해 손상부위 주위를 압박하고, 얼음 찜질, 전기치료를 실시하고 소염제, 스테로이드 등을 투여한다. 두 번째 단계로 통증조절기에는 근력강화 전후에 얼음찜질을 실시하고, 소염제를 바르거나, 침을 놓고, 급성통증 시에는 TENS(경피적전기신경자극, transcutaneous electrical nerve stimulation)를 실시한다. 보조치료로는 테이핑, 패딩, 보조기, 밴드(collar)를 한다. 관절가동범위 회복기에는 근육경직과 연부조직 구축으로 관절운동장애가 일어나기 때문에 얼음찜질, TENS, 초음파, 스트레칭, 마사지를 실시한다. 관절운동은 처음에 수동적으로 실시하여 관절가동범위가 정상범위에 도달하도록 하고 통증 없는 범위 내에서 능동적으로 실시하도록 한다. 근력복원기는 초기에 근력의 75% 범위 내에서 실시하며, 저 강도운동에서 점진적으로 증가시키는 방법으로 실시한다. 운동빈도는 최소 일주일에 3회 이상을 실시하고, 2-3주 단위 적당한 속도로 운동부하를 증감시키며 진행한다. 등척성 운동은 통증이 없는 범위 내에서 실시하며, 운동방법은 5~10초간 근수축 실시 후 10~20초 이완을 가지며, 초기 3~5회에서 많게는 10~20회이상 그 반복 횟수를 늘려 실시한다. 이와 더불어 덤벨, 탄성 고무밴드 등의 운동을 실시할 수 있으며 근지구력 향상기에는 유산소성 운동을 병행하며 실시하되 근력운동은 피로감을 느낄 때까지 빠르고 낮은 저항성 근력운동을 반복 실시한다. 적절히 등척성 운동을 병행하면 더욱 효과적이다. 유산소 운동 방법에는 걷기, 수중운동, 크로스컨츄리, 자전거타기, 스테퍼 등의 유산소 운동을 이용할 수 있다.

본 프로그램 구성방향과 운동지침

1) 운동프로그램 구성방향

　　본 저서의 구성 내용은 목, 허리를 강화시키는 단계별 운동프로그램으로 구성되어 있으며, 목, 허리 각 부위별로 4단계로 나누어 점진적으로 운동강도를 높이는 훈련방법으로 세분화되어 있다.

① 관절가동성 증가, 유연성 강화, 근력강화 그리고 근신경 안정성 강화를 목적으로 전체 운동순서가 과학적이고 복합적인 프로그램으로 구성되어 있다.

② 제 1단계 운동은 스트레칭과 근이완운동으로 근 긴장 해소에 초점이 맞추어져 있다. 2단계부터는 근이완과 근강화를 위해 저강도 운동에서 고강도 운동 순으로 구성되어 있다.

③ 단순하게 정리된 운동프로그램을 기대하는 사람을 위해 통합 운동과정을 정리해 두었다.

④ 각 단계 운동순서에서는 근신경이완기법(PNF)을 응용한 근수축 - 이완 - 신전 진행 과정을 적용 빠른 효과를 얻는 데 초점을 맞추고 있다. 특히 근수축을 통해 열이 발생된 근육을 흔들기, 돌리기 등으로 이완 후 바로 스트레칭 하도록 운동순서가 구성되어 있다.

⑤ 운동은 너무 무리하지 않고 스스로 판단하여 적절한 운동강도를 선택하여 실시한다. 매일 같은 시간대에 실시하는 것이 좋으며, 1회에 10~30분 정도 실시하고 점진적으로 1일 2회 실시한다.

⑥ 운동 중 통증이 발생한다면 기본적인 의학적 처치를 받은 후 실시를 해야 할 것이며, 초기에는 무리하지 않도록 한다.

⑦ 운동 초기부터 심한 통증이 동반되지 않는다면 수중운동 또는 가벼운 걷기운동을 포함 유산소 운동을 반드시 병행 실시하도록 한다.

⑧ 각 동작이 쉽게 느껴진다면 조기에 다음 2주프로그램으로 넘어가도 무방하다. 운동동작들은 연령에 관계가 없으며 꾸준히 인내를 갖고 실시하면 좋은 결과를 얻게 될 것이다.

2) 운동지침과 유의사항

① 운동은 8개 동작을 반드시 운동 번호 순서에 따라 실시하도록 한다. 8개 동작을 1세트 마무리 후 다시 처음부터 실시하고 전반적으로 3~5회 반복 실시한다. 근 수축 시간과 스트레칭 유지시간(8-10초) 그리고 반복횟수는 점진적으로 늘려간다.

② 매 동작 실시 직후엔 반드시 해당 근육과 관절을 잠시(3-5회) 돌리거나 흔들어 근육이 이완된 상태에서 다음 동작이 실시되도록 습관화한다.

③ 매 단계에서 2주간 동일 운동을 실시하며 주당 4~5회 반복 실시한다. 8개 동작을 1일 1회 이상 실시를 권장하며 1일 2회(아침, 저녁) 실시하면 더욱 효과적이다.

④ 매일 2회 이상 실시해도 강도가 약하게 느껴질 경우 2주 프로그램을 1주 단위로 당겨 실시해도 무방하다. 힘들게 느껴지면 다시 2주 단위로 복귀한다.

⑤ 가동성 증진운동은 부드럽고 점진적인 움직임을 통해 실시되어야 하며, 스트레칭 초기 약간의 저항감이나 경직성을 느낄 수 있으나 움직임 증가를 통해 개선될 것이다.

⑥ 유연성 운동은 실시자의 조건에 따라 노약자에겐 5초의 짧은 시간과 2~3회 반복횟수를 적용가능하나 점진적으로 증가시켜 각 동작당 8~10초 전후로 3~5회 반복실시하도록 한다.

⑦ 스트레칭 법에 익숙해진 사람은 8~10초 유지하면서 3단계까지 조금씩 더 연속 늘여 30초간 스트레칭을 실시하면 더욱 효과적이다.

⑧ 초기에 등척성 동작(5~10초 유지하기)이 어려운 사람은 1~2초 유지하며 최대한 가능 반복 횟수만큼 실시하는 것이 좋다. 때에 따라 근육의 경련이나 떨림이 있을 수 있으나 이것은 바람직한 운동의 의미를 나타내는 것으로 걱정할 필요는 없다.

⑨ 초기단계 근력 운동에서 목, 허리 척추 가동범위에 제한이 있을 경우, 짧은 시간(5~10초) 동작상태를 유지하는 등척성 운동을 위주로 하고 2단계부터 등척성 운동과 등장성 운동을 병행 실시하면 더욱 효과적이다.

⑩ 고혈압환자의 경우 동작을 멈추고 유지하는 등척성 운동은 금기사항이며 피로할 때까지 반복하는 등장성 운동을 실시하도록 한다.

⑪ 매 시작 동작에서 호흡을 내쉬며 실시하고 몸에 힘을 뺀 상태에서 스트레칭을 실시해야 효과적이다. 스트레칭 중에는 호흡을 멈추지 않는다.

⑫ 운동 전, 후 통증을 느낄 경우 15~20여 분 냉찜질을 실시한다. 운동 전 통증에 대한 두려움을 느낄 경우에도 20분 냉찜질 후 운동을 실시하면 유익하다. 특히, 척추 인대 손상과 급성 허리 및 목 통증 발생 경우 냉찜질이 권장된다.

TIP **허리 자주 흔들고 뒤로 젖혀주면 디스크 예방 효과 만점**

디스크는 혈관이 없어서 물의 순환과 산소 공급이 스스로 이루어지지 않는다. 반드시 걷거나 허리를 흔들어 주어야 위 뼈와 아래 뼈 사이에 영양분과 산소가 공급된다. 따라서 오랜 시간 앉아 있으면 산소공급이 부족해져서 디스크가 검게 변해 퇴행되기 쉽다.

이를 예방하기 위해서는 걷는 운동이 가장 바람직하지만, 걸을 여유가 없다면 제자리에서 일어나 허리를 자주 흔들어 주는 것이 좋은 방법이다. 허리를 흔들어 주면 디스크와 디스크를 감싸고 있는 주변 인대와 연조직들이 산소를 충분히 공급받고, 혈액 순환이 원활해지므로 디스크가 탈출하는 것을 예방할 수 있다. 50분 앉아 있으면 반드시 5분 정도는 일어나서 걷거나 가볍게 허리를 흔들어 주는 것을 습관화 해보자. 가벼운 리듬에 맞추어 허리를 흔들다 보면 디스크뿐만 아니라 몸도 마음도 한결 가벼워질 것이다.

또한 현대인들은 평소 자세를 앞으로 숙여 작업하는 경우가 많은데 장시간 앞으로 허리, 목을 구부리고 있으면 허리 후방조직, 즉 척추사이인대, 근막, 뒤세로인대 등이 지나치게 늘어져 허리와 목 근력이 약화되고 척추질환이 생긴다. 따라서 일상생활과 근무 중에 모든 자세에서 틈틈이 허리가 정상 S곡선이 될 수 있도록 허리와 목을 뒤로 젖히는 것이 좋다. 이러한 동작은 척추 자세를 바르게 해주고 척추를 건강하게 유지시켜주는 좋은 습관이 될 것이다.

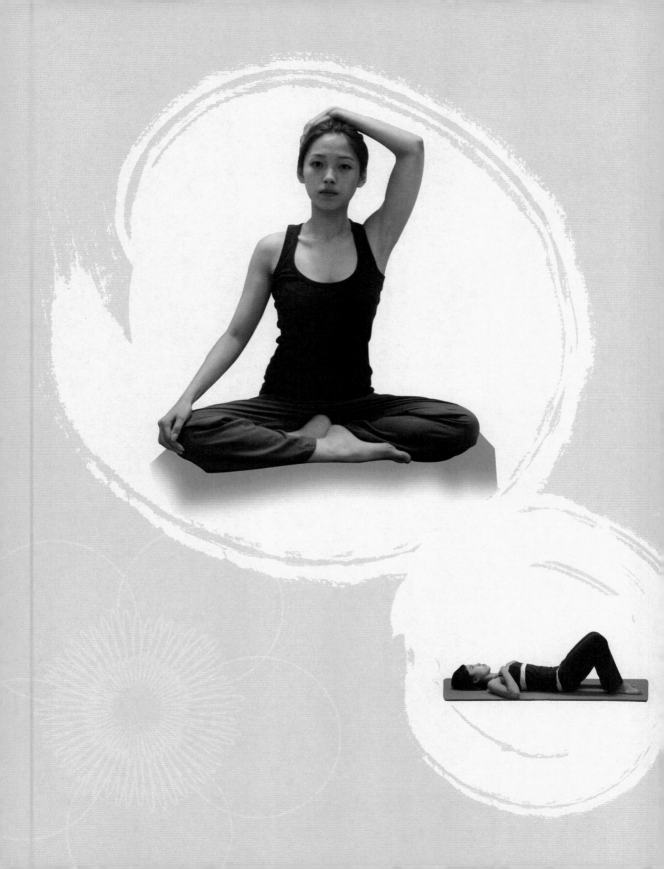

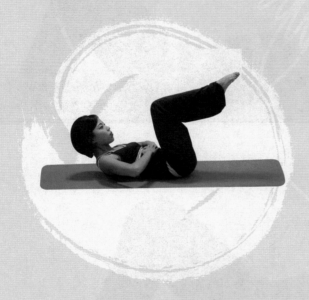

PART 2 :: 허리 요통 재활

01

요통 재활 단계별 맞춤 운동

첫 번째 2주 맞춤 운동
두 번째 2주 맞춤 운동
세 번째 2주 맞춤 운동
네 번째 2주 맞춤 운동

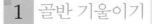

1 골반 기울이기

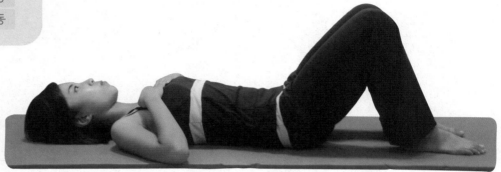

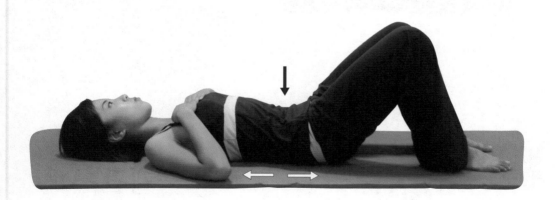

- 운동목적 : 허리 앞, 뒤 강화
- 운동방법 : 무릎을 세우고 복부를 화살표 방향으로 눌러 압박 후, 1~2초 정도 멈추었다가 이완한다.
- 운동횟수 : 20~30회 정도 반복한다.
- 주의사항 : 무릎은 90°가 되도록 하고, 호흡을 내쉬며 압박을 실시한다.

2 무릎 끌어당기기

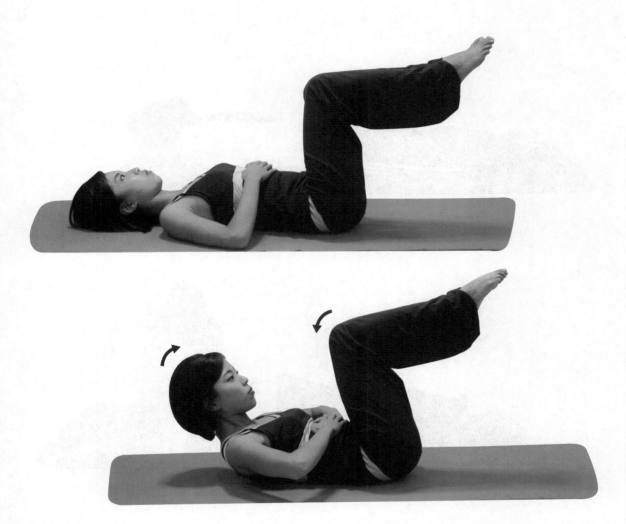

- 운동목적 : 복부 근육 강화
- 운동방법 : 무릎을 들어 발이 지면과 평행이 되도록 하고, 하복부에 힘을 주며 얼굴과 무릎을 서로 가까이하 여 복근이 수축되게 한다.
- 운동횟수 : 정지자세로 5~10초 유지하고, 전체적으로 3~5회 반복한다. 또는 정지 동작 없이 20~30회 이상 피 로감을 느낄때까지 반복 실시한다.
- 주의사항 : 무릎을 끌어당길 때 숨을 내쉬고 복부에 긴장감이 생기게 한다.

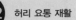

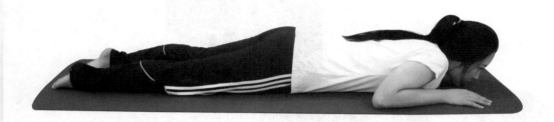

3 가슴 밀어 올리기

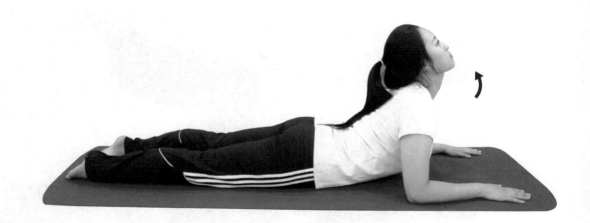

- 운동목적 : 가슴 및 척추 신전
- 운동방법 : 엎드린 자세에서 발등을 바닥에 대고 천천히 상체를 들어올려 가슴과 척추를 신전한다.
- 운동횟수 : 정지자세로 8~10초간 유지하고, 전체적으로 3~5회 반복한다.
- 주의사항 : 몸에 힘을 빼고 등과 다리를 편안하게 유지한다.

4 허리 들어 올리기

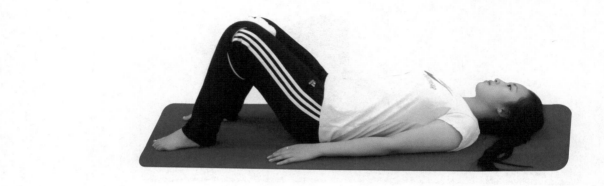

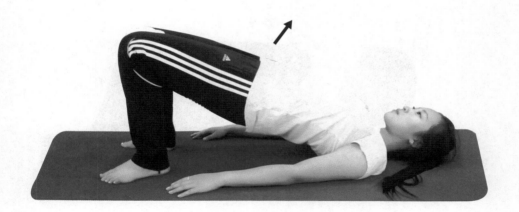

- 운동목적 : 허리 뒷면 강화
- 운동방법 : 무릎 사이에 수건이나 베개를 끼운 상태에서 엉덩이를 최대한 들어 올려 허리근육을 수축시킨
다. 무릎 사이 수건이나 베개를 활용하면 서혜부 근육 강화에도 효과적이다.
- 운동횟수 : 10~15회 반복한다.
- 주의사항 : 들어 올릴 때 숨을 내쉰다.

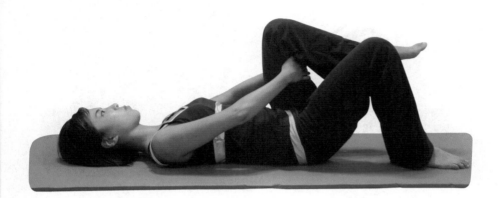

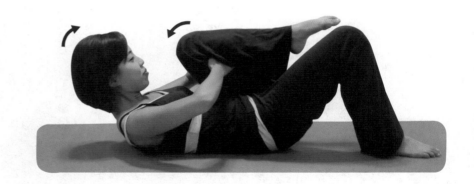

- ● 운동목적 : 허리 · 엉덩이 신전
- ● 운동방법 : 양손으로 허벅지 아래를 잡고 무릎을 반대쪽 가슴쪽으로 당겨 허리와 엉덩이 부분이 신전되게
  한다. 양쪽 교대로 실시한다.
- ● 운동횟수 : 정지 자세로 8~10초 유지하고 다리를 교대하여 3~5회 반복한다. 또는 정지시간 없이 20~30회 이상 같은
  동작을 반복한다.
- ● 주의사항 : 반동을 주지 않고 천천히 당기며, 몸에 힘을 뺀 편안한 상태로 실시한다.

6 허리 측면 스트레칭

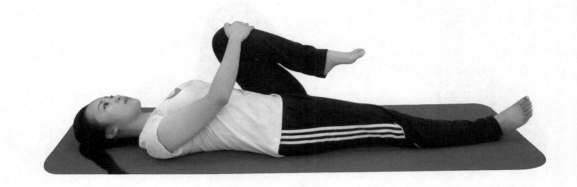

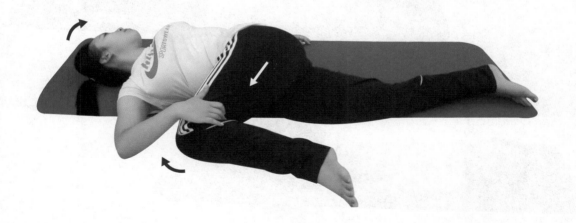

- ● 운동목적 : 허리 측면 신전
- ● 운동방법 : 한쪽 무릎을 세우고 반대 손으로 무릎을 잡아 측면으로 당겨 허리를 비틀어 신전시킨다. 이때 머리는 반대 방향으로 젖혀 준다.
- ● 운동횟수 : 정지자세로 8~10초 유지하고, 다리를 교대하며 3~5회 반복한다.
- ● 주의사항 : 허리 부분이 약간 뒤로 나온 자세에서 몸에 힘을 빼고 무릎을 가슴 가까이 당기면 더욱 효과적이다.

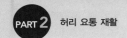

7 허리 골반 측면 회전하기

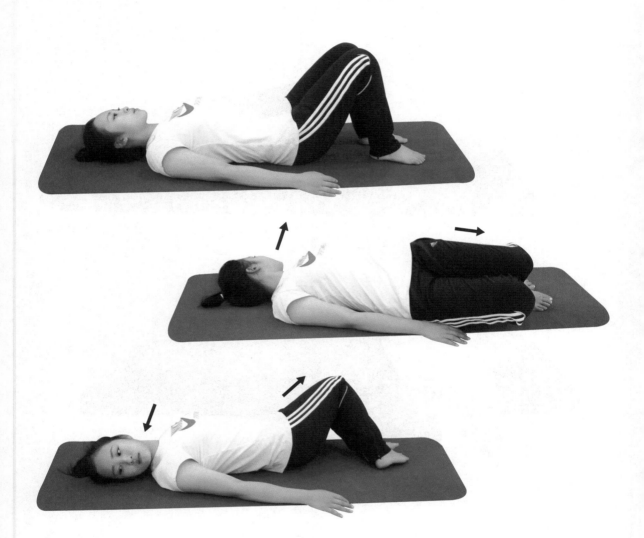

- 운동목적 : 허리 측면 이완
- 운동방법 : 무릎을 모아 좌우로 비틀어 준다. 이때 머리는 반대 방향으로 젖혀 준다.
- 운동횟수 : 좌우방향으로 20~30회 반복한다.
- 주의사항 : 몸에 힘을 빼고 반동을 주지 않고 실시한다.

8 전후 구르기

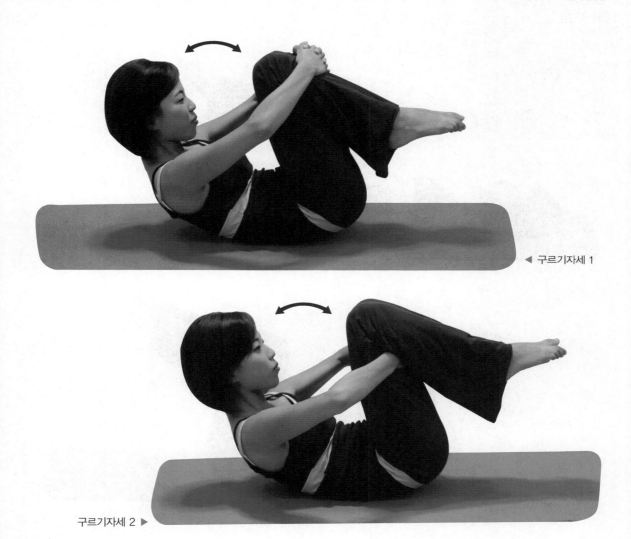

◀ 구르기자세 1

구르기자세 2 ▶

- 운동목적 : 허리근육이완
- 운동방법 : 무릎에 깍지를 끼어 복부 쪽으로 당기면서, 앞뒤로 가볍게 흔들어 허리를 이완시킨다. 구르기자세2와 같이 무릎 아래 부분을 잡아 당기면 신전에 더욱 효과적이다.
- 운동횟수 : 20~30회 이상 앞뒤로 반복운동을 실시한다.
- 주의사항 : 통증이 없는 경우에 실시하며 몸에 힘을 빼고 실시한다.

01

요통 재활 단계별 맞춤 운동

첫 번째 2주 맞춤 운동
두 번째 2주 맞춤 운동
세 번째 2주 맞춤 운동
네 번째 2주 맞춤 운동

1 무릎 끌어당기기

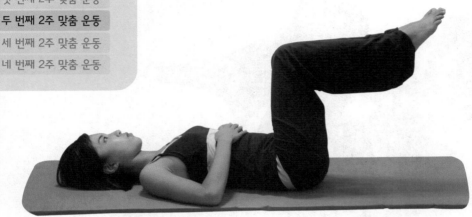

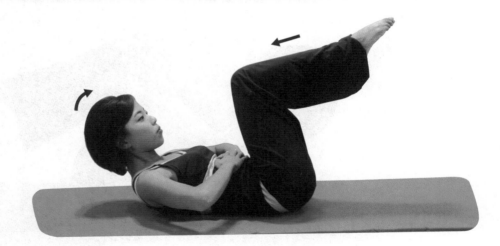

- 운동목적 : 복부 근육 강화
- 운동방법 : 무릎을 들어 발이 지면과 평행이 되도록 하고, 하복부에 힘을 주며 얼굴과 무릎을 가까이하여 복근이 수축되게 한다.
- 운동횟수 : 정지자세로 5~10초 유지하고, 전체적으로 3~5회 반복한다. 또는 정지 동작 없이 20~30회 이상 피로감을 느낄때까지 반복 실시한다.
- 주의사항 : 무릎을 끌어당길 때 숨을 내쉬고 복부에 긴장감이 생기게 한다.

2 허리 젖히기

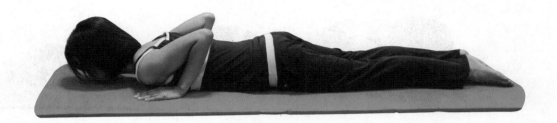

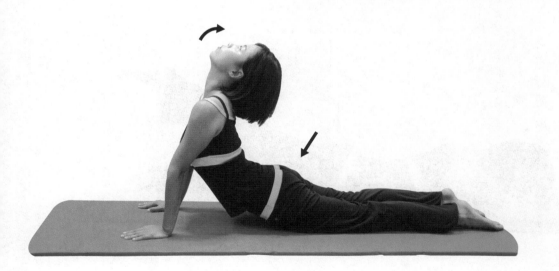

● 운동목적 : 가슴 전면 및 척추 신전

● 운동방법 : 양팔을 어깨 아래 두고 엎드린 자세에서 상체를 밀어 올려 가슴과 척추를 신전시킨다.

● 운동횟수 : 정지자세로 8~10초간 유지하며, 3~5회 반복한다.

● 주의사항 : 상체를 젖힐때 몸에 힘을 빼고 서서히 호흡을 내쉬며 밀어 올린다.

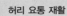

3 다리 뒤로 들어 올리기

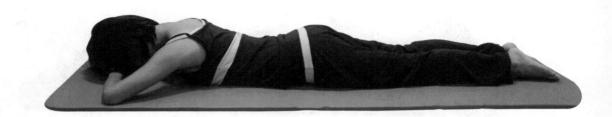

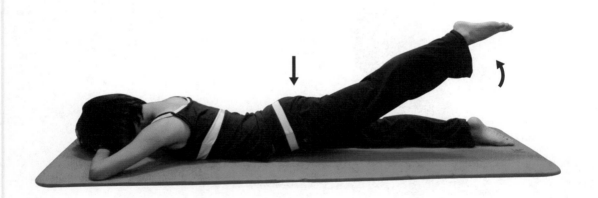

● 운동목적 : 허리 뒤 및 엉덩이 강화

● 운동방법 : 엎드려 누운 상태에서 한쪽 다리를 가능한 15도 정도 들어 허리와 엉덩이 근육을 수축시킨다.

● 운동횟수 : 10~15회 좌우 교대로 반복한다.

● 주의사항 : 교대로 실시하며 운동 시 반동을 주지 않는다.

4 4점지지 무릎 꿇기

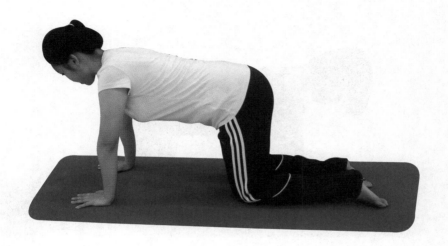

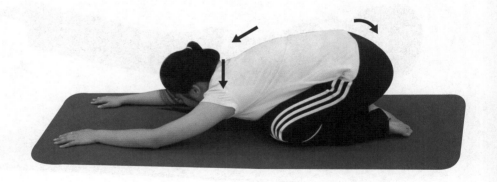

- 운동목적 : 등, 허리, 골반 신전

- 운동방법 : 손을 어깨아래에 두고 등을 편 자세에서 등, 허리를 뒤쪽으로 이동시켜 허리와 어깨를 신전시킨다.

- 운동횟수 : 8~10초간 유지하며 3~5회 반복한다.

- 주의사항 : 준비 자세에서 중심은 앞쪽에 있어야 하며 신전 중에는 몸에 힘을 빼도록 한다.

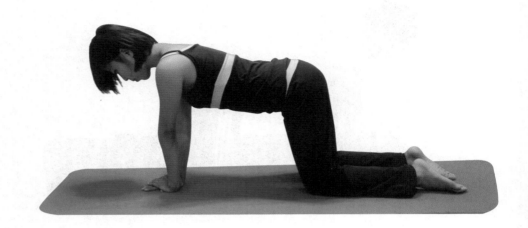

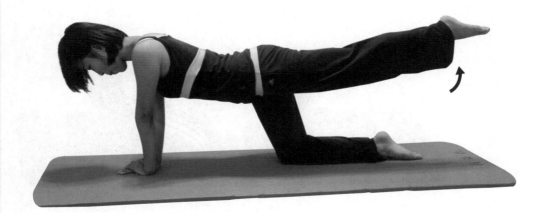

● 운동목적 : 허리 근신경 강화

● 운동방법 : 두 손을 포개어 엎드린 자세를 취한뒤 한발을 수평높이로 들어 균형을 유지한다.

● 운동횟수 : 정지자세로 10~20초간 유지하며, 교대로 3~5회 반복한다.

● 주의사항 : 한쪽 발을 들어 균형을 잡기 위해 최대한 노력해야 하며 허리 근육에 긴장감을 느낄 수 있어야 한다.

6 몸통 당기기

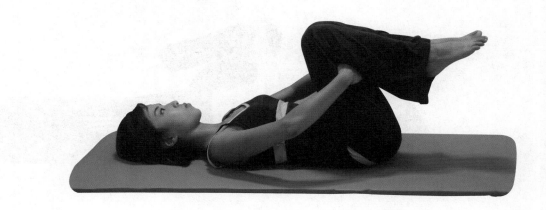

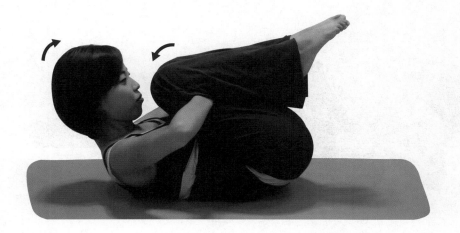

● **운동목적** : 허리 · 엉덩이 신전

● **운동방법** : 편안하게 누워 무릎안쪽 부위를 양손으로 잡아 가슴방향으로 잡아당긴다.

● **운동횟수** : 정지자세를 8~10초간 유지하며, 3~5회 반복한다.

● **주의사항** : 무릎을 당길때 몸에 힘을 빼고 숨을 내쉬며 실시한다.

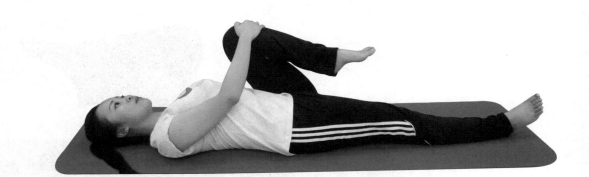

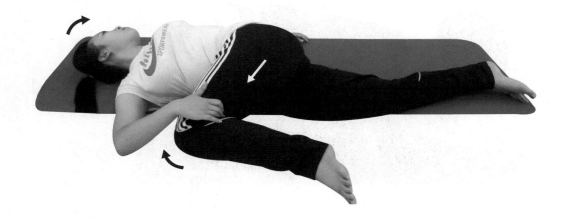

- 운동목적 : 허리 측면 신전
- 운동방법 : 한쪽 무릎을 세우고 반대 손으로 무릎을 잡아 측면으로 당겨 허리를 비틀어 신전시킨다. 이때 머리는 반대 방향으로 젖혀 준다.
- 운동횟수 : 정지자세로 8~10초 유지하고, 다리를 교대하여 3~5회 반복한다.
- 주의사항 : 허리 부분이 약간 뒤로 나온 자세에서 몸에 힘을 빼고 무릎을 가슴 가까이 당기면 더욱 효과적이다.

8 몸통 좌우 회전 운동

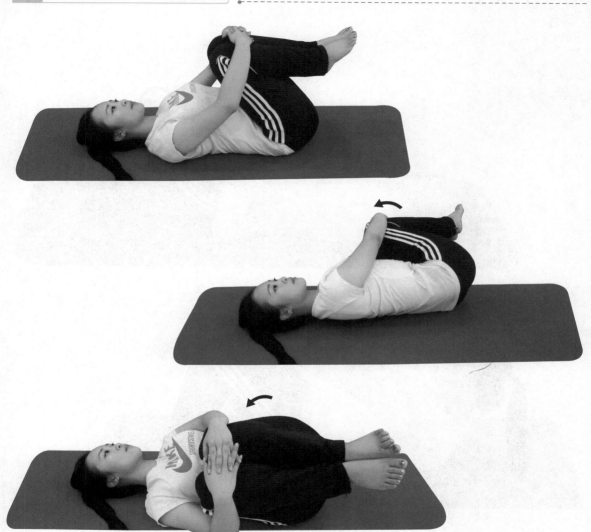

- ● 운동목적 : 허리 전신 근육 이완
- ● 운동방법 : 양쪽 무릎을 잡고 가슴 쪽으로 당긴 상태에서 가볍게 좌우로 굴러 허리를 이완시켜준다. 무릎 아
  랫부분을 잡아도 무방하다.
- ● 운동횟수 : 20~30회 이상 좌우로 반복 실시한다.
- ●주의사항 : 몸에 힘을 빼고 실시하며 한쪽으로 지나치게 기울이지 않도록 하고 머리는 항상 바닥에 고정한다.

01

요통 재활 단계별
맞춤 운동

첫 번째 2주 맞춤 운동

두 번째 2주 맞춤 운동

세 번째 2주 맞춤 운동

네 번째 2주 맞춤 운동

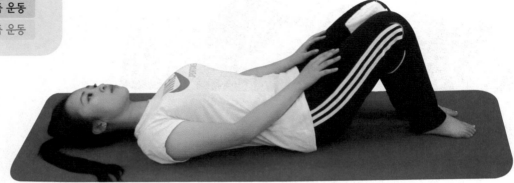

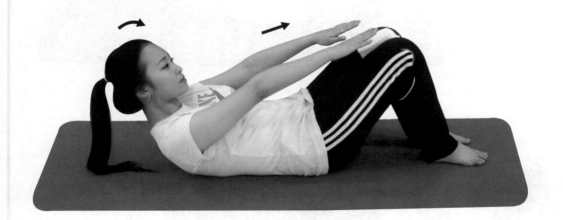

- 운동목적 : 복부근육 강화

- 운동방법 : 상체를 무릎 방향으로 들어 올려 복근이 수축되게 한다. 초기에는 무릎 사이에 수건이 없이 실시
  해도 좋다.

- 운동횟수 : 정지자세로 5~10초간 유지하며, 3~5회 반복하거나 또는 20-30회 이상 피로할 때까지 반복 실시
  한다.

- 주의사항 : 상체를 들 때 호흡을 내쉬며 이후 호흡은 자연스럽게 실시한다.

2 상체 측면 들어 올리기

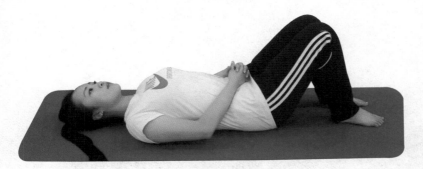

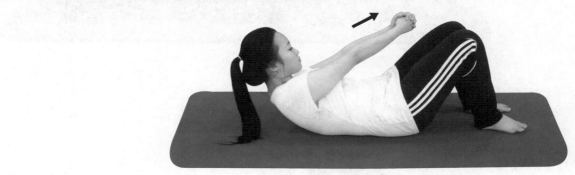

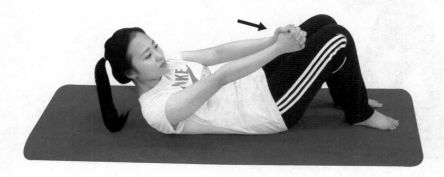

- ● 운동목적 : 복부 측면 강화
- ● 운동방법 : 손을 깍지 낀 상태로 상체를 들어서 무릎 바깥방향으로 몸을 기울인다. 이때 복부 측면 근육을
  수축시킨다. 같은 방법으로 좌우 교대로 실시한다.
- ● 운동횟수 : 정지자세로 5~10초간 유지하며, 3~5회 반복한다.
- ● 주의사항 : 상체를 들 때 호흡을 내쉬며 천천히 들어 올린다.

3 허리 젖히기

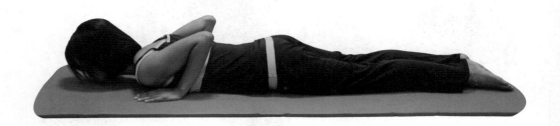

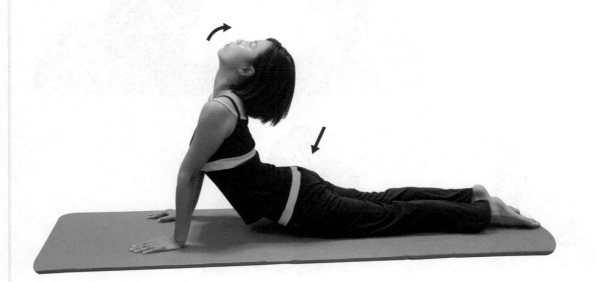

- 운동목적 : 가슴 전면 및 척추 신전
- 운동방법 : 어깨 아래 양팔을 두고 엎드린 자세에서 상체를 밀어 올려 가슴과 척추를 신전시킨다.
- 운동횟수 : 정지자세로 8~10초간 유지하며, 3~5회 반복한다.
- 주의사항 : 상체를 젖힐때 몸에 힘을 빼고 서서히 호흡을 내쉬며 밀어 올린다.

4 상체 일으키기

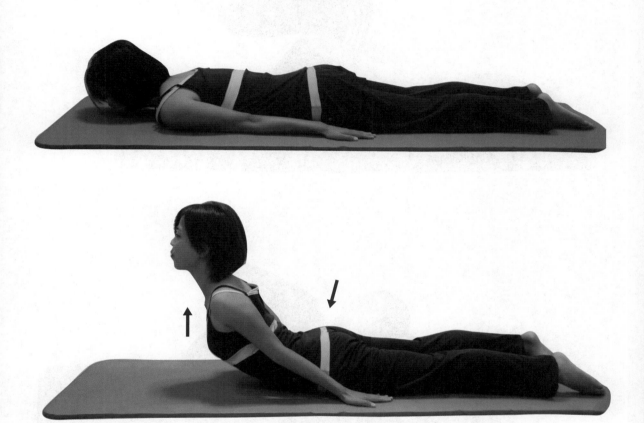

- 운동목적 : 등, 허리 강화
- 운동방법 : 손바닥을 지면으로 하고 머리와 상체를 들어 등, 허리 근육을 수축시킨다.
- 운동횟수 : 10~20회이상 피로할 때까지 반복 실시하거나, 5~10초 정지 자세를 유지하며, 3~5회 반복한다.
- 주의사항 : 상체를 들 때 호흡을 내쉬며 반동 없이 천천히 실시한다.

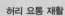

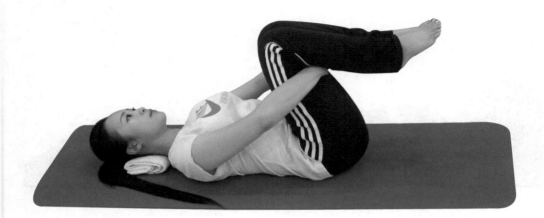

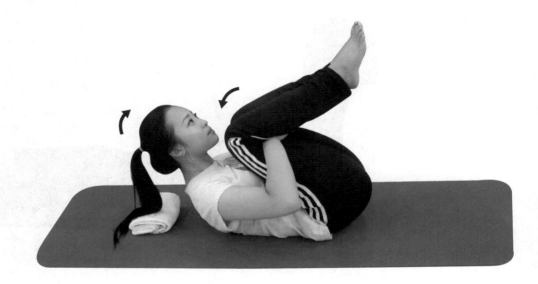

- 운동목적 : 허리·엉덩이 신전
- 운동방법 : 편안하게 누워 무릎안쪽 부위를 양손으로 잡아 가슴방향으로 잡아당긴다.
- 운동횟수 : 정지자세를 8~10초간 유지하며, 3~5회 반복한다.
- 주의사항 : 무릎을 당길때 몸에 힘을 빼고 숨을 내쉬며 실시한다.

6 2점지지 허리 균형 잡기

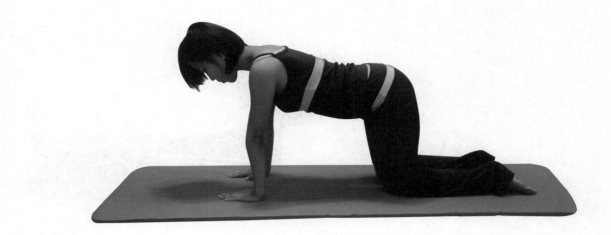

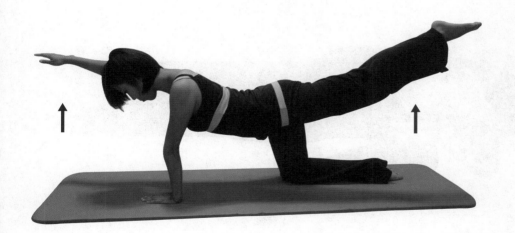

- 운동목적 : 허리 및 골반 근신경 강화
- 운동방법 : 엎드린 자세에서 한쪽 다리와 그 반대쪽 손을 동시에 들어올려 허리 균형을 잡기 위해 노력한다.
- 운동횟수 : 정지자세를 10~20초 이상 가능한 오래 유지하며, 교대로 3~5회 반복한다.
- 주의사항 : 팔, 몸통, 다리가 일직선이 되도록 유지하고 허리근육에 긴장감을 느낄수 있어야 한다.

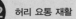

7 허리 측면 스트레칭

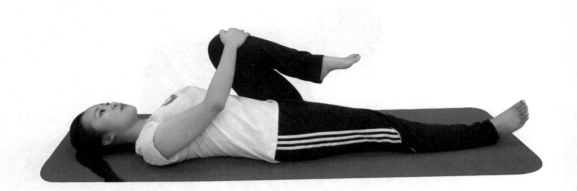

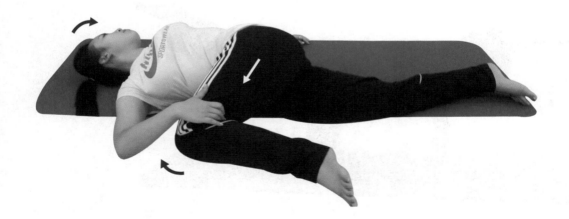

● 운동목적 : 허리 측면 신전

● 운동방법 : 한쪽 무릎을 세우고 반대 손으로 무릎을 잡아 측면으로 당겨 허리를 비틀어 신전시킨다. 이때 머리는 반대 방향으로 젖혀 준다.

● 운동횟수 : 정지자세로 8~10초 유지하고, 다리를 교대하여 3~5회 반복한다.

● 주의사항 : 허리 부분이 약간 뒤로 나온 자세에서 몸에 힘을 빼고 무릎을 가슴 가까이 당기면 더욱 효과적이다.

8 몸통 좌우 회전 운동

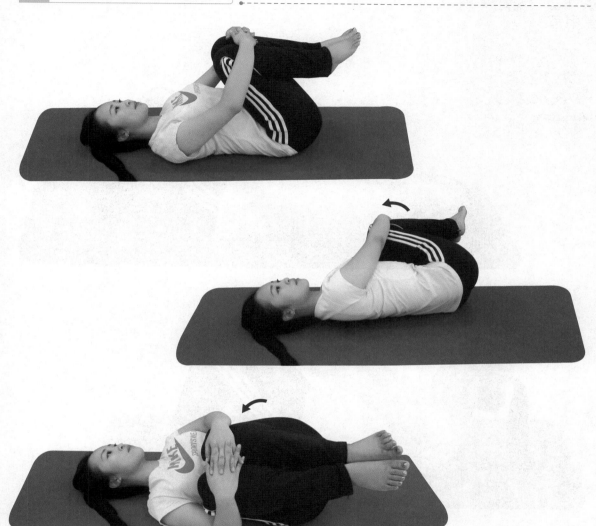

● 운동목적 : 허리 전신 근육 이완

● 운동방법 : 양쪽 무릎을 잡고 가슴 쪽으로 당긴 상태에서 가볍게 좌우로 굴러 허리를 이완시켜준다. 무릎 아
랫부분을 잡아도 무방하다.

● 운동횟수 : 20~30회 이상 좌우로 반복 실시한다.

●주의사항 : 몸에 힘을 빼고 실시하며 한쪽으로 지나치게 기울이지 않도록 하고 머리는 항상 바닥에 고정한다.

01

요통 재활 단계별 맞춤 운동

첫 번째 2주 맞춤 운동
두 번째 2주 맞춤 운동
세 번째 2주 맞춤 운동
네 번째 2주 맞춤 운동

1 상체 들어 올리기

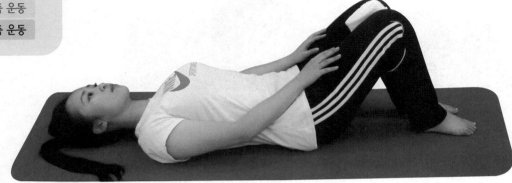

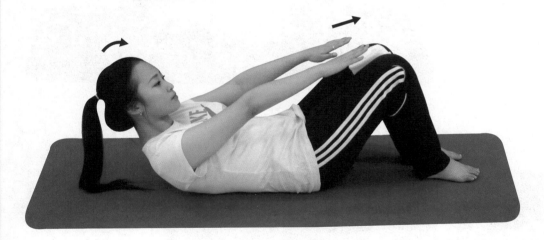

● 운동목적 : 복부근육 강화

● 운동방법 : 무릎 사이에 수건을 끼우고 양손이 무릎 위에 오도록 상체를 최대로 들어 올려 복근을 강하게 수축한다. 이때 시선은 복부를 직시한다.

● 운동횟수 : 정지자세를 5~10초간 유지한 후 이어서 10-20회 이상 피로할 때까지 반복동작을 실시한다. 전체적으로 3~5회 반복한다.

● 주의사항 : 서서히 상체를 들어 올릴 때 호흡을 내쉬며 발은 바닥에서 떨어지지 않도록 한다.

2 상체 측면 들어 올리기

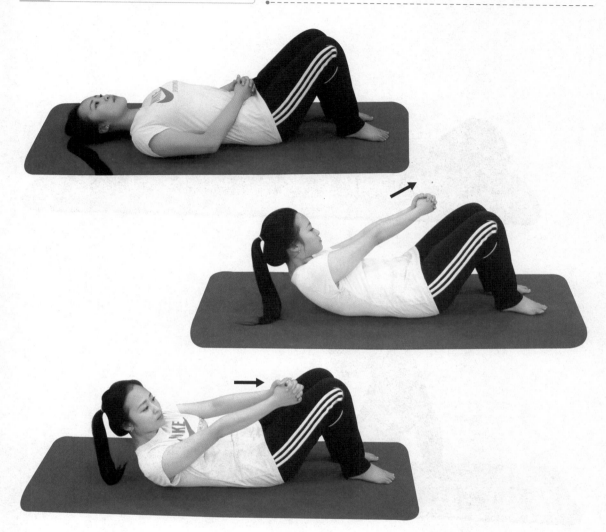

- 운동목적 : 복부 측면 강화
- 운동방법 : 상체를 최대로 들어 깍지 낀 손이 무릎 측면에 위치 하고, 복부 측면을 강하게 수축한다. 이때 시선은 손끝을 직시한다.
- 운동횟수 : 10~20회 좌우 교대로 실시하거나, 정지자세를 5~10초간 유지한 후 이어서 10~20회 이상 피로할 때까지 반복동작을 실시한다. 전체적으로 3~5회 반복한다.
- 주의사항 : 상체를 들어 올릴 때 숨을 내쉰다.

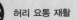

3 허리 젖히기

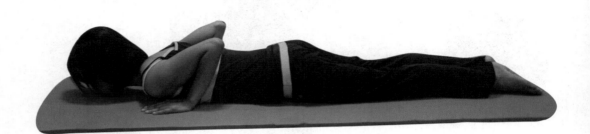

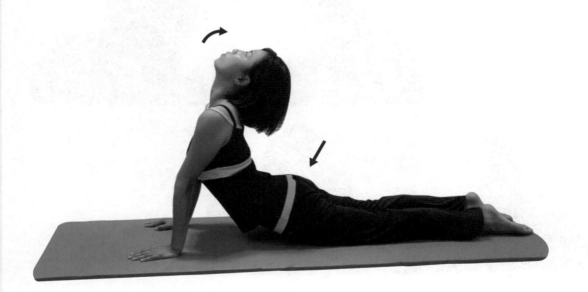

● 운동목적 : 가슴 전면 및 척추 신전

● 운동방법 : 양팔을 어깨 아래 두고 엎드린 자세에서 상체를 밀어 올려 가슴과 척추를 신전시킨다.

● 운동횟수 : 정지자세로 8~10초간 유지하며, 3~5회 반복한다.

● 주의사항 : 상체를 젖힐때 몸에 힘을 빼고 서서히 호흡을 내쉬며 밀어 올린다.

4 수평으로 팔, 다리 들어 올리기

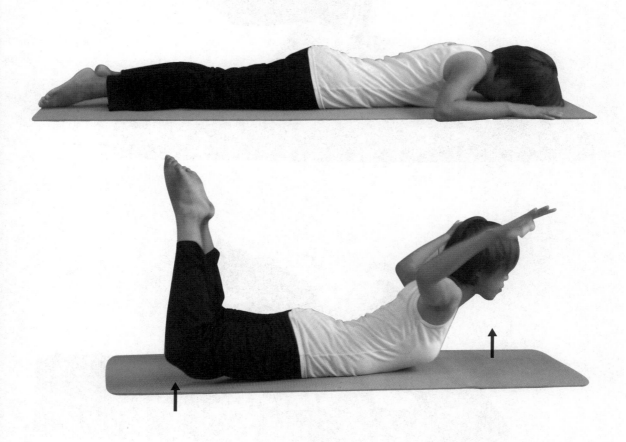

- 운동목적 : 허리 등 근육 강화
- 운동방법 : 엎드린 자세에서 양팔과 양다리를 동시에 들어 1~2초 유지한다.
- 운동횟수 : 20~30회이상 피로할 때까지 반복 실시한다. 가능하다면 5~10초 유지하며 3~5회 반복 운동도 무
     방하다.
- 주의사항 : 팔, 다리를 들어 올릴 때 호흡을 내쉬며 등, 허리근육에 긴장감을 느낄 수 있어야 한다.

5 몸통 당기기

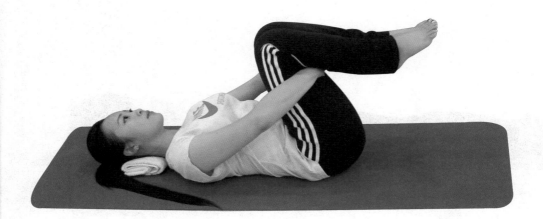

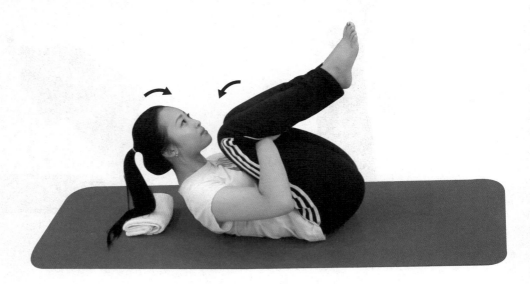

● 운동목적 : 허리 · 엉덩이 신전

● 운동방법 : 무릎 뒤를 잡고 상체와 가슴을 최대로 당겨 허리와 엉덩이를 신전시킨다.

● 운동횟수 : 정지자세를 8~10초간 유지하며, 3~5회 반복한다.

● 주의사항 : 무릎을 당길 때 몸에 힘을 빼고 숨을 내쉬며 실시한다.

6 2점지지 허리 균형 잡기

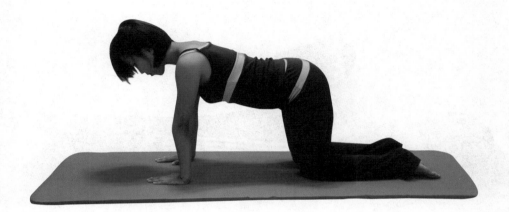

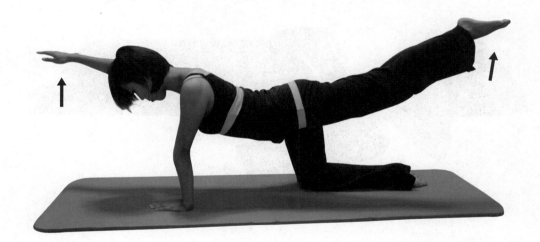

● 운동목적 : 허리 및 골반 근신경 강화

● 운동방법 : 엎드린 자세에서 한쪽 다리와 그 반대쪽 손을 동시에 최대로 높게 들어 균형을 잡기 위해 노력한다.

● 운동횟수 : 정지자세를 10~20초 이상 가능한 오래 유지하며, 교대로 3~5회 반복한다.

● 주의사항 : 팔, 몸통, 다리가 일직선이 되도록 유지하고, 허리, 엉덩이 근육에 긴장감을 느낄수 있어야 한다.

7 허리 측면 스트레칭

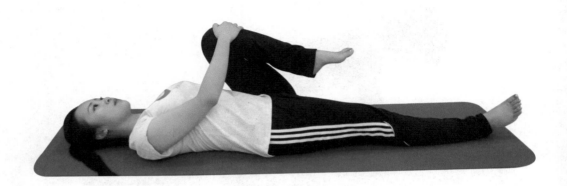

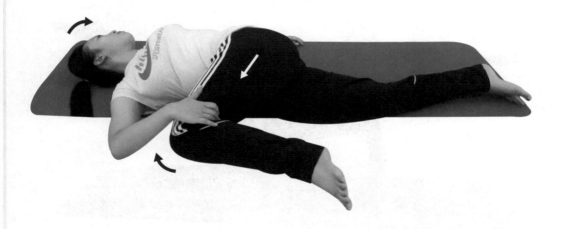

● 운동목적 : 허리 측면 신전

● 운동방법 : 반대 손으로 세운 무릎을 잡아 측면으로 잡아당긴다. 이때 무릎을 가슴 가까이 당겨 허리를 신전
하면 더욱 효과적이다. 머리는 반대방향으로 젖혀 준다.

● 운동횟수 : 정지자세로 8~10초 유지하고, 다리를 교대하여 3~5회 반복한다.

● 주의사항 : 호흡을 내쉬며 당기고 당긴 자세에서는 몸에 힘을 빼도록 한다.

8 몸통 좌우 회전 운동

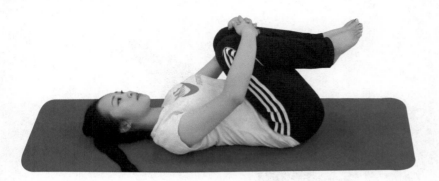

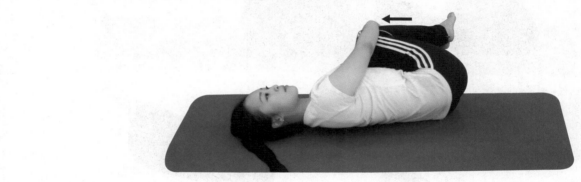

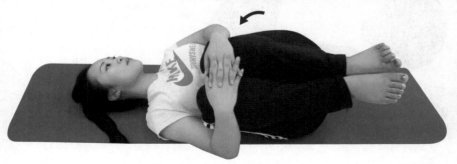

● 운동목적 : 허리 전신 근육 이완

● 운동방법 : 양쪽 무릎을 잡고 가슴 쪽으로 당긴 상태에서 가볍게 좌우로 굴려 허리를 이완시켜준다. 무릎 아
랫부분을 잡아도 무방하다.

● 운동횟수 : 20~30회 이상 좌우로 반복 실시한다.

● 주의사항 : 몸에 힘을 빼고 실시하며 한쪽으로 지나치게 기울이지 않도록 하고 머리는 항상 바닥에 고정한다.

2

요통 재활
통합적 권장 맞춤 운동

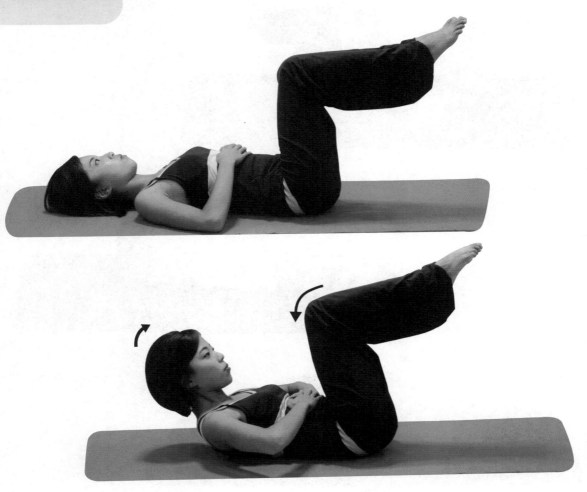

- 운동목적 : 복부 근육 강화
- 운동방법 : 무릎을 들어 발이 지면과 평행이 되도록 하고, 하복부에 힘을 주며 얼굴과 무릎을 가까이하여 복근이 수축되게 한다.
- 운동횟수 : 정지자세로 5~10초 유지하고, 전체적으로 3~5회 반복한다. 또는 정지 동작 없이 20~30회 이상 피로감을 느낄때까지 반복 실시한다.
- 주의사항 : 무릎을 끌어당길 때 숨을 내쉬고 복부에 긴장감이 생기게 한다.

2 상체 측면 들어 올리기

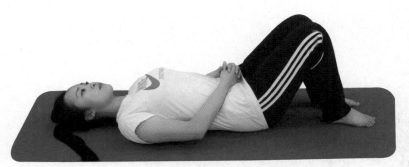

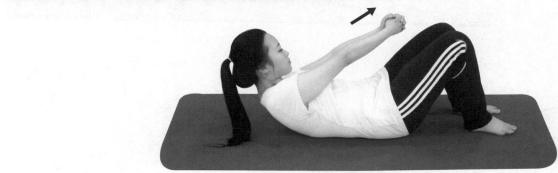

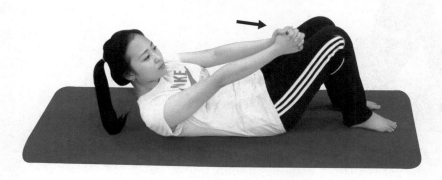

- ● 운동목적 : 복부 측면 강화
- ● 운동방법 : 손을 깍지 낀 상태로 상체를 들어 올려 무릎 바깥방향으로 몸을 기울인다. 이때 복부 측면 근육을 수축시킨다. 같은 방법으로 좌우 교대로 실시한다.
- ● 운동횟수 : 정지자세를 5~10초간 유지하며, 3~5회 반복한다.
- ● 주의사항 : 상체를 들 때 호흡을 내쉬며 천천히 들어 올린다.

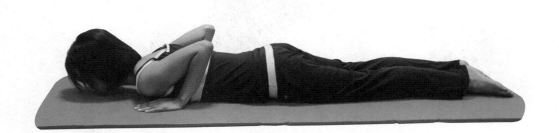

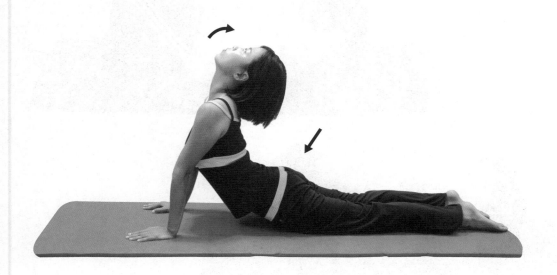

- 운동목적 : 가슴 전면 및 척추 신전
- 운동방법 : 어깨 아래 양팔을 두고 엎드린 자세에서 상체를 밀어 올려 가슴과 척추를 신전시킨다.
- 운동횟수 : 정지자세로 8~10초간 유지하며, 3~5회 반복한다.
- 주의사항 : 상체를 젖힐 때 몸에 힘을 빼고 서서히 호흡을 내쉬며 밀어 올린다.

4 상체 일으키기

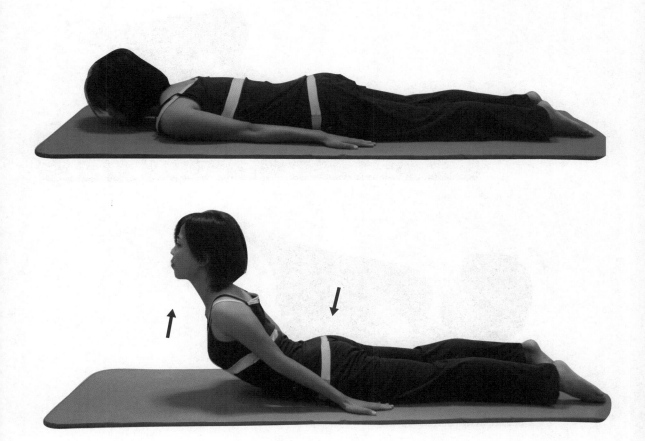

- 운동목적 : 등, 허리 강화
- 운동방법 : 손바닥을 지면으로 하고 머리와 상체를 들어 등, 허리 근육을 수축시킨다.
- 운동횟수 : 10~20회이상 피로할 때까지 반복 실시하거나, 5~10초 정지 자세를 유지하며, 3~5회 반복한다.
- 주의사항 : 상체를 들 때 호흡을 내쉬며 반동 없이 천천히 실시한다.

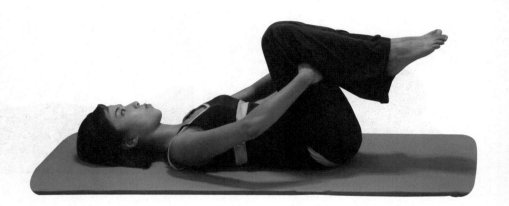

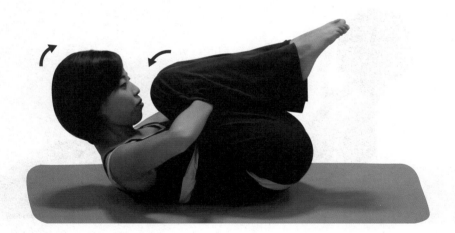

● 운동목적 : 허리·엉덩이 신전
● 운동방법 : 편안하게 누워 무릎안쪽 부위를 양손으로 잡고 가슴방향으로 잡아당긴다.
● 운동횟수 : 정지자세를 8~10초간 유지하며, 3~5회 반복한다.
● 주의사항 : 무릎을 당길때 몸에 힘을 빼고 숨을 내쉬며 실시한다.

6 2점지지 허리 균형 잡기

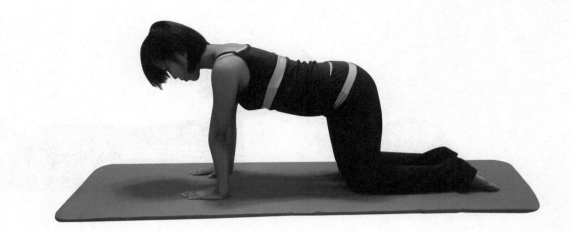

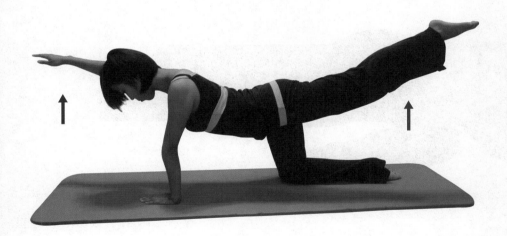

- ● 운동목적 : 허리 및 골반 근신경 강화
- ● 운동방법 : 엎드린 자세에서 한쪽 다리와 그 반대쪽 손을 동시에 들어올려 허리 균형을 잡기 위해 노력한다.
- ● 운동횟수 : 정지자세를 10~20초 이상 가능한 오래 유지하며, 교대로 3~5회 반복한다.
- ● 주의사항 : 팔, 몸통, 다리가 일직선이 되도록 유지하고 허리, 엉덩이근육에 긴장감을 느낄수 있어야 한다.

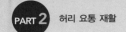

7 허리 측면 스트레칭

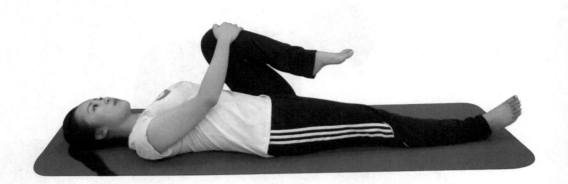

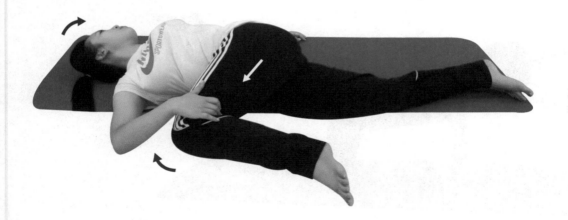

- ● 운동목적 : 허리 측면 신전
- ● 운동방법 : 한쪽 무릎을 세우고 반대 손으로 세운 무릎을 잡아 측면으로 잡아당긴다. 이때 무릎을 가슴 가까
  이 당겨 허리를 신전하면 더욱 효과적이다 . 머리는 반대방향으로 젖혀 준다.
- ● 운동횟수 : 정지자세를 8~10초 유지하고, 다리를 교대하여 3~5회 반복한다.
- ● 주의사항 : 호흡을 내쉬며 당기고 당긴자세에서는 몸에 힘을 빼도록 한다.

8 몸통 좌우 회전 운동 ⋯⋯⋯⋯⋯⋯⋯⋯⋯⋯⋯⋯⋯⋯⋯⋯⋯⋯⋯⋯⋯⋯⋯⋯⋯⋯

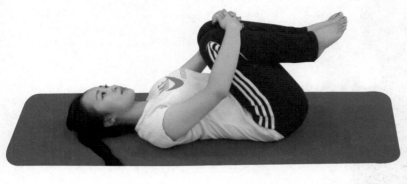

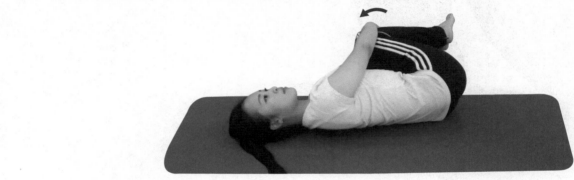

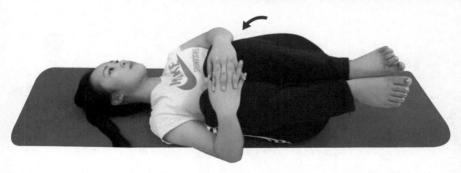

● 운동목적 : 허리 전신 근육 이완

● 운동방법 : 양쪽 무릎을 잡고 가슴 쪽으로 당긴 상태에서 가볍게 좌우로 굴러 허리를 이완시켜준다. 무릎 아
랫부분을 잡아도 무방하다.

● 운동횟수 : 20~30회 이상 좌우로 반복 실시한다.

● 주의사항 : 몸에 힘을 빼고 실시하며 한쪽으로 지나치게 기울이지 않도록 하고 머리는 항상 바닥에 고정한다.

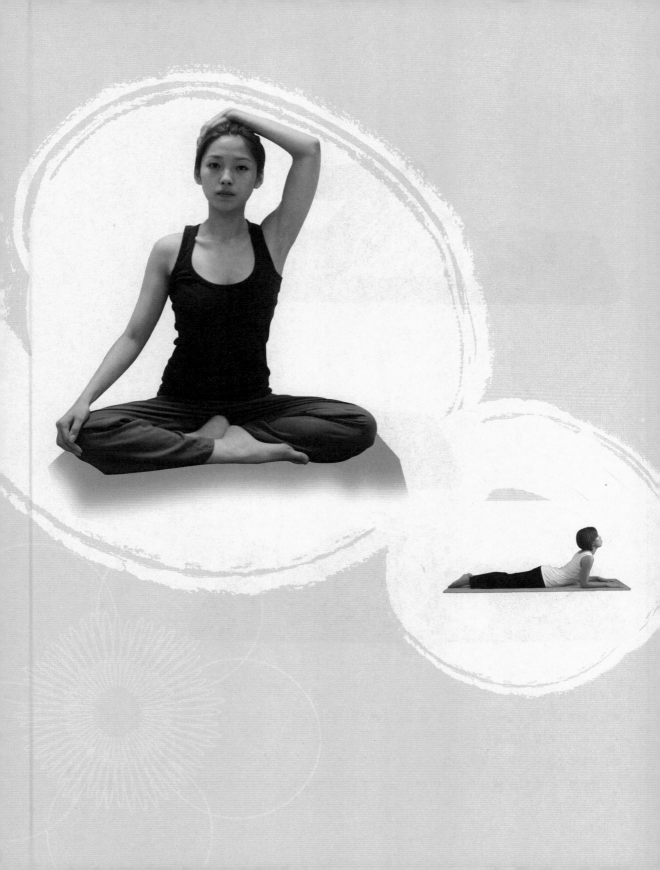

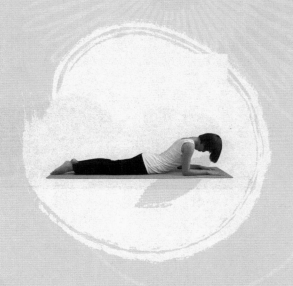

PART 3 :: 목, 어깨
통증 재활

01

**목, 어깨 통증
재활 단계별 맞춤 운동**

첫 번째 2주 맞춤 운동

두 번째 2주 맞춤 운동

세 번째 2주 맞춤 운동

네 번째 2주 맞춤 운동

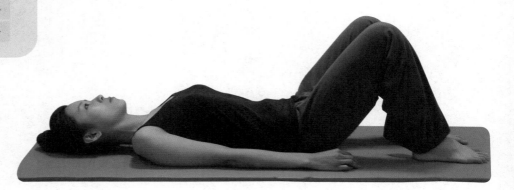

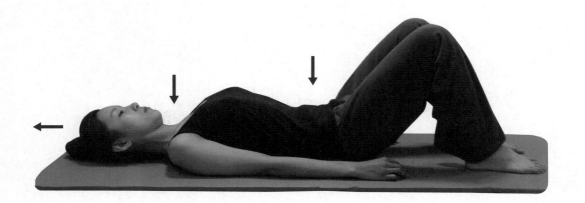

● 운동목적 : 목 앞, 뒤 근육 강화

● 운동방법 : 턱을 당기며 목을 지면으로 눌러 목 뒷면을 신전시켜 준다.

● 운동횟수 : 1~2초가량 정지 동작을 10~30회 반복하거나, 목 움직임이 불편한 경우 5~10초 유지하고, 전체적
　　　　　　으로 3~5회 반복한다.

● 주의사항 : 천천히 편안하게 실시하고 매 세트 사이 목을 3~5회 좌우로 돌려 이완 후 반복 실시한다.

2 엎드려 목 들어 올리기

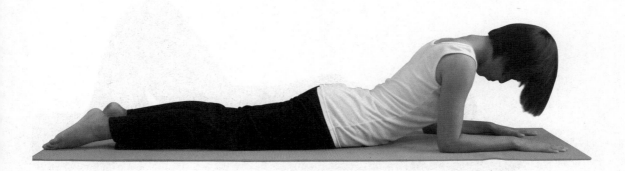

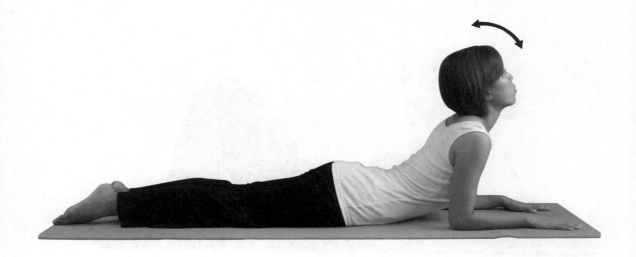

- ● 운동목적 : 목 뒤 근육 강화
- ● 운동방법 : 양팔을 이용 상체를 세우고, 머리의 중량을 이용 목 상하운동을 실시한다.
- ● 운동횟수 : 1~2초가량 정지 동작을 10~30회 반복한다.
- ● 주의사항 : 최대 가동범위 내에서 동작을 천천히 실시한다.

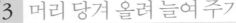

3 머리 당겨 올려 늘여 주기

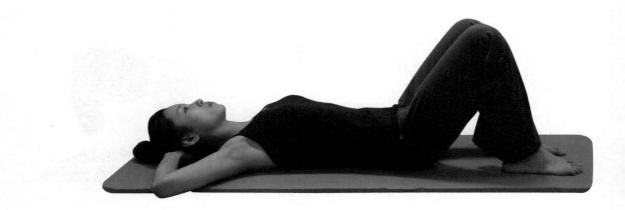

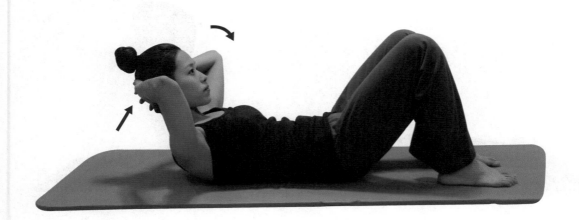

● 운동목적 : 목 뒤 근육 신전

● 운동방법 : 양손으로 깍지를 껴서 머리를 당겨 올려 목 뒷면이 신전되게 한다.

● 운동횟수 : 정지자세를 8~10초 유지하고, 3~5회 반복한다.

● 주의사항 : 머리를 들어 올릴 때 숨을 내쉬며 목에 힘을 빼고 당긴자세를 유지한다.

4 목 들어 올리기

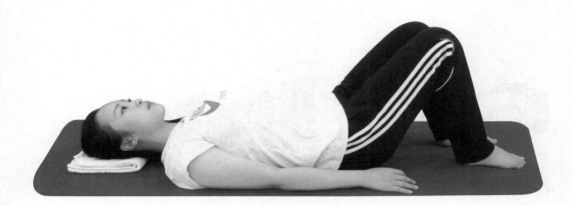

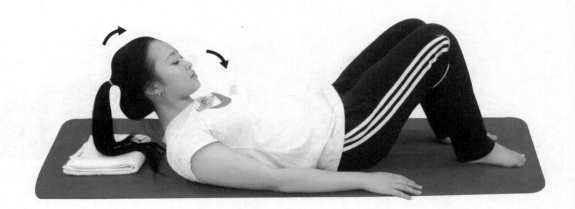

- 운동목적 : 목 앞 근육 강화
- 운동방법 : 타월을 머리맡에 두고, 턱을 가슴 쪽으로 당겨 목 앞면 근육이 수축되게 한다. 머리를 바닥에 천천히 내려놓는다.
- 운동횟수 : 초기에는 1~2초 유지동작을 20회 이상 피로할 때까지 여러 번 반복한다. 점차 정지자세를 5~10초 유지하는 등척성운동을 3~5회 반복한다.
- 주의사항 : 목을 들 때 숨을 천천히 내쉬며 실시한다.

5 목 전면 스트레칭

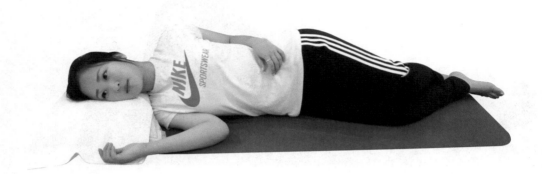

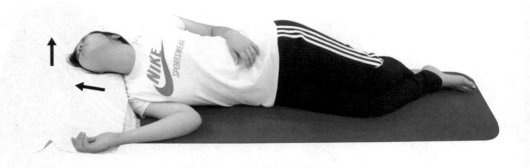

● 운동목적 : 목 앞 근육 신전

● 운동방법 : 베개를 놓고 옆으로 누워 머리를 뒤로 젖혀 목 전면을 신전시킨다.

● 운동횟수 : 정지자세를 8~10초 유지하며, 3~5회 반복한다.

● 주의사항 : 천천히 실시하여 목이 비틀리지 않도록 주의한다.

6 머리 측면 들어 올리기

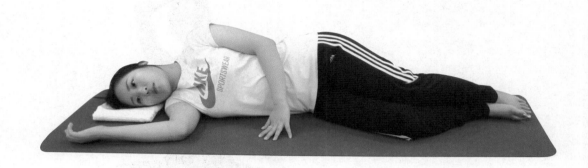

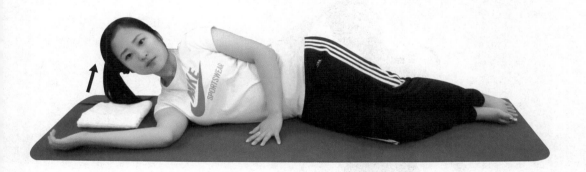

● 운동목적 : 목 측면 근육 강화

● 운동방법 : 베개를 받치고 옆으로 누워 목을 최대한 들어 목 측면 근육을 수축시킨다.

● 운동횟수 : 초기에는 1~2초간 10~20회 반복동작을 좌우 교대로 실시한다. 목이 강해지면 5~10초 유지동
　　　　　　작을 3~5회 반복동작을 실시한다.

● 주의사항 : 머리를 앞뒤로 움직이지 않는다.

7 목 측면 당겨 주기

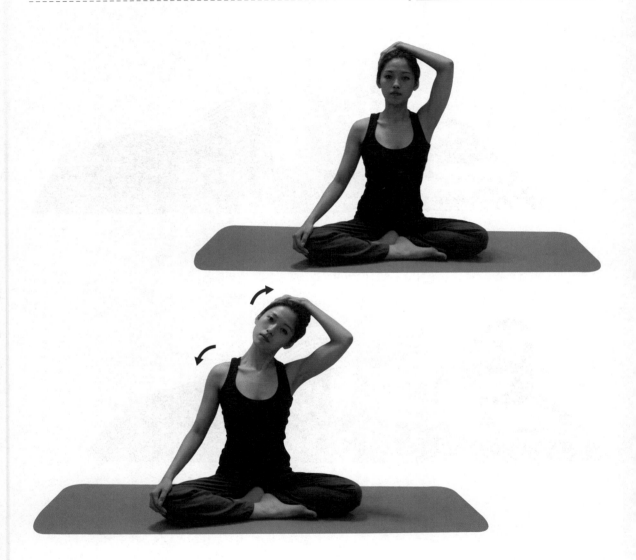

● 운동목적 : 목 측면 신전

● 운동방법 : 머리 측면을 반대쪽 손으로 당겨 신전시킨다. 매 동작 사이에 3~5회 목을 돌려준다.

● 운동횟수 : 정지자세를 8-10초 좌우 교대로 실시하고, 3~5회 반복한다.

● 주의사항 : 목에 힘을 빼고 목 측면이 신전되게 한다.

8 목 젖혀 신전하기

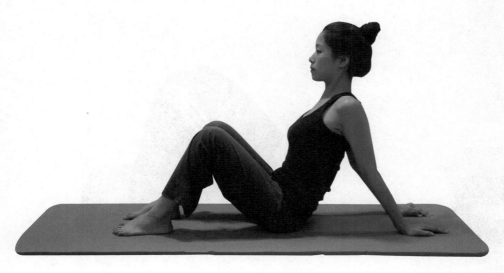

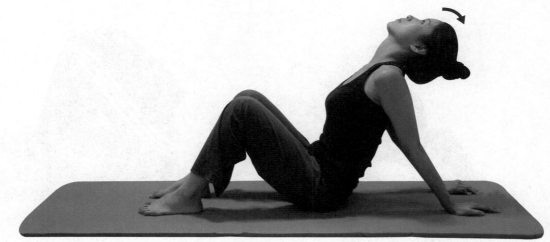

- ● **운동목적** : 목 앞면 신전 및 목 뒤 근육 압박 자극
- ● **운동방법** : 무릎을 세우고 앉아, 머리를 편안하게 뒤로 젖히며 목 앞 부위를 신전시킨다.
- ● **운동횟수** : 8~10초간 유지하며 3~5회 반복한다.
- ● **주의사항** : 목과 어깨에 힘을 빼고 신전 시 호흡을 천천히 내쉬며 편안히 실시한다.

**목, 어깨 통증
재활 단계별 맞춤 운동**

첫 번째 2주 맞춤 운동
두 번째 2주 맞춤 운동
세 번째 2주 맞춤 운동
네 번째 2주 맞춤 운동

1 목 들어 올리기

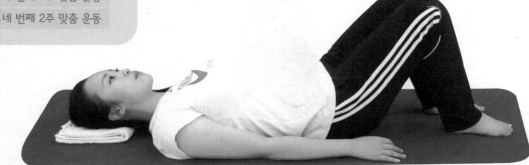

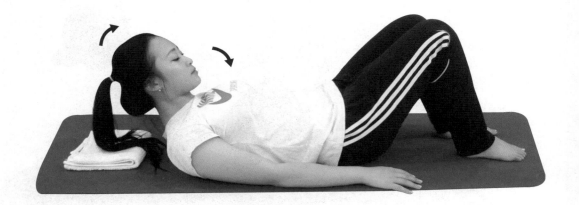

- 운동목적 : 목 앞 근육 강화
- 운동방법 : 타월을 머리맡에 두고, 턱을 가슴 쪽으로 당겨 목 앞면 근육이 수축되게 한다. 머리를 바닥에 천천히 내려놓는다.
- 운동횟수 : 초기에는 1~2초 유지동작을 20회 이상 피로할 때까지 여러 번 반복한다. 차차 정지자세를 5~10초 유지하는 등척성운동을 3~5회 반복한다.
- 주의사항 : 목을 들 때 숨을 천천히 내쉬며 실시한다.

2 양 엄지로 턱 밀기

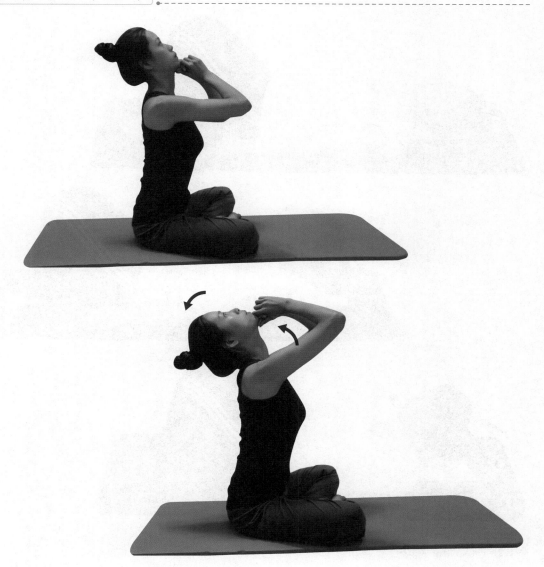

● 운동목적 : 목 앞면 신전

● 운동방법 : 양손 엄지를 이용하여 턱을 뒤로 밀어 목 앞 부위를 신전한다.

● 운동횟수 : 8~10초간 유지하고, 3~5회 반복한다.

● 주의사항 : 목 앞면이 신전되게 목에 힘을 빼고 천천히 실시한다.

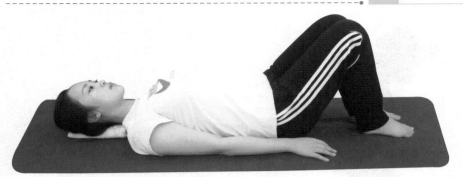

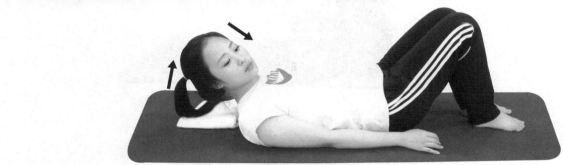

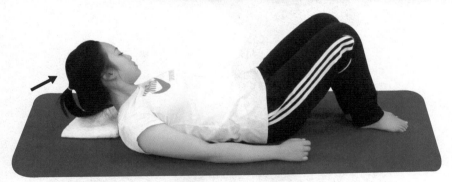

- 운동목적 : 목 측면 강화
- 운동방법 : 머리를 45° 방향으로 올리고, 턱은 가슴으로 당겨 목 측면 근육이 수축되게 한다. 천천히 머리를 바닥에 내려놓는다.
- 운동횟수 : 초기에는 1~2초 유지동작을 20회 이상 가능한 한 여러 번 좌우 교대로 반복한다. 점차 5~10초간 유지하고 3~5회 반복한다.
- 주의사항 : 머리를 들 때 숨을 천천히 내쉬며 실시한다.

4 목 측면 당겨 주기

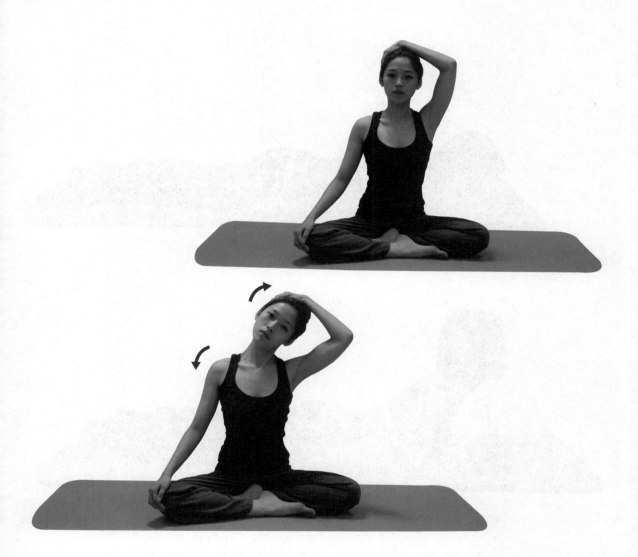

- 운동목적 : 목 측면 신전
- 운동방법 : 머리 측면을 반대쪽 손으로 당겨 신전시킨다. 매 동작 사이에 3~5회 목을 돌려준다.
- 운동횟수 : 정지자세를 8-10초 좌우 교대로 실시하고, 3~5회 반복한다.
- 주의사항 : 목에 힘을 빼고 목 측면이 신전되게 한다.

5 목 뒤로 젖혀 들기

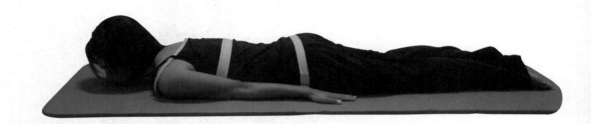

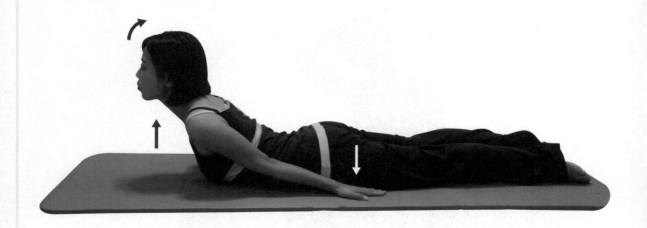

- 운동목적 : 목 뒤 근육 강화
- 운동방법 : 손바닥을 지면으로 하고 머리를 뒤로 올려 목 뒤 근육을 수축시킨다.
- 운동횟수 : 1~2초 유지동작을 10~20회 이상 피로할 때까지 실시한다. 익숙해지면 점차 5~10초 유지동작을
  3~5회 반복 실시한다.
- 주의사항 : 목을 들 때 숨을 내쉬며 천천히 실시한다.

6 목 뒤 당겨 주기

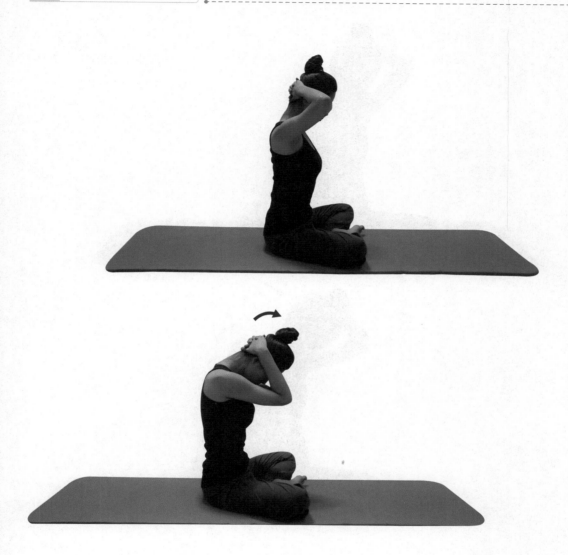

- 운동목적 : 목 뒤 근육 신전

- 운동방법 : 머리 뒤에 양손으로 각지를 끼고 머리를 앞쪽으로 당겨 목 뒤 근육을 신전시킨다.

- 운동횟수 : 8~10초간 유지하며, 3~5회 반복한다.

- 주의사항 : 머리를 당길 때 숨을 내쉬며 목에 힘을 빼고 신전시킨다.

7 머리 숙여 45° 당겨 주기

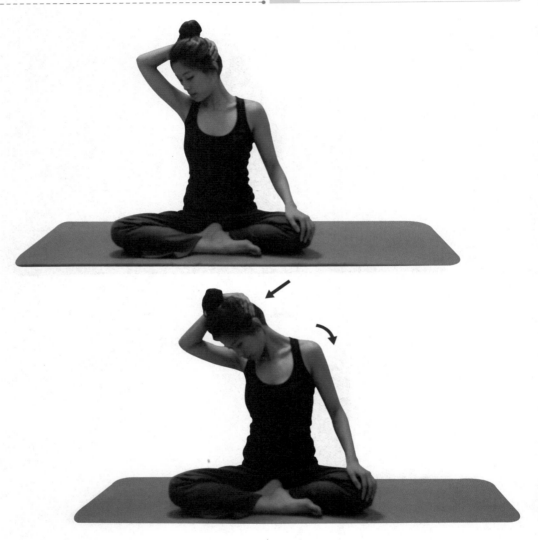

- 운동목적 : 목 뒤 측면 근육 신전
- 운동방법 : 45° 방향으로 고개를 숙인 자세에서 손으로 머리를 당겨 목 뒤 측면을 신전시킨다.
- 운동횟수 : 8~10초 유지동작을 좌우 교대로 실시하고, 전체적으로 3~5회 반복한다.
- 주의사항 : 머리만 숙인 자세에서 45° 방향을 유지한다. 신전 시 호흡을 내쉬고 목에 힘을 뺀다.

8 목 젖혀 신전하기

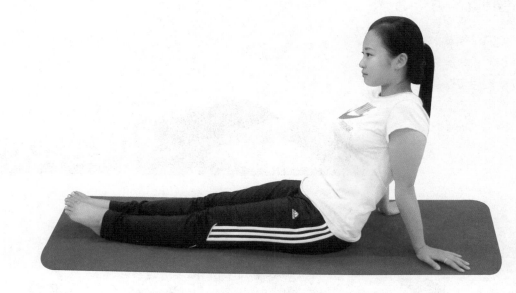

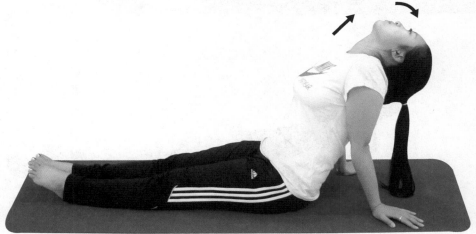

- 운동목적 : 목 전면 신전
- 운동방법 : 무릎을 펴고 앉아, 머리를 편안하게 뒤로 젖히며 목 앞면을 신전한다.
- 운동횟수 : 8~10초간 유지하며, 3~5회 반복한다.
- 주의사항 : 목 신전 시 호흡을 천천히 내쉬며 편안히 실시한다.

목, 어깨 통증
재활 단계별 맞춤 운동

01

첫 번째 2주 맞춤 운동

두 번째 2주 맞춤 운동

세 번째 2주 맞춤 운동

네 번째 2주 맞춤 운동

1 베개 이용 목 들어 올리기

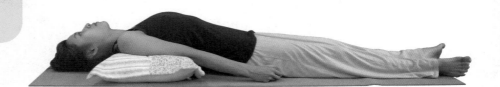

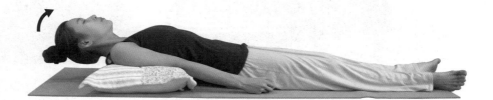

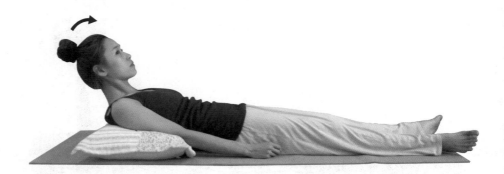

- 운동목적 : 목 앞면 근육 강화

- 운동방법 : 베개에 등을 대고 누워 턱을 가슴으로 당기며 머리를 들어 올린다. 처음에는 수평각도까지 올리다가 점차 각도를 높게 올린다.

- 운동횟수 : 초기에는 1~2초 유지동작을 10~20회 이상 피로할 때까지 여러 번 반복한다. 점차 5~10초까지 유지하고 3~5회 반복하는 등척성 운동을 실시한다.

- 주의사항 : 머리를 들 때 숨을 내쉬며 천천히 실시한다.

2 양 엄지로 턱 밀기

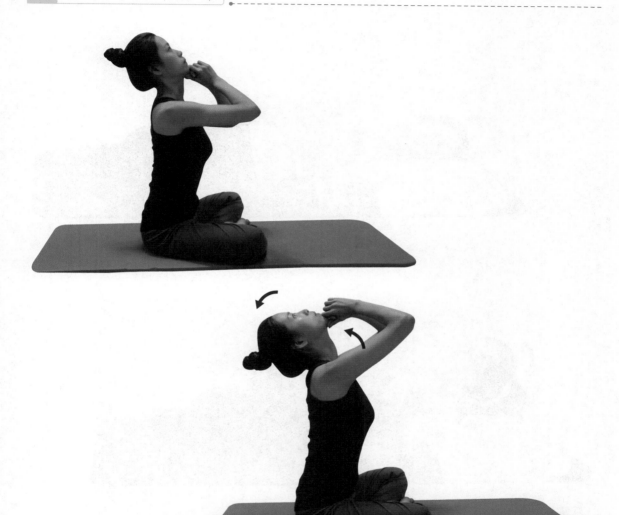

- 운동목적 : 목 앞면 신전

- 운동방법 : 양손 엄지를 이용하여 턱을 뒤로 밀어 목 앞 부위를 신전한다.

- 운동횟수 : 8~10초간 유지하고, 3~5회 반복한다.

- 주의사항 : 목 앞면이 신전되게 목에 힘을 빼고 천천히 실시한다.

3 목 돌려 들어 올리기

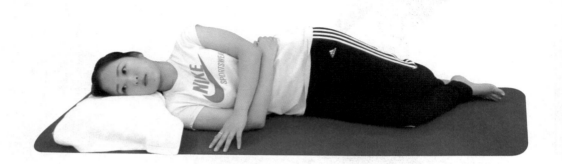

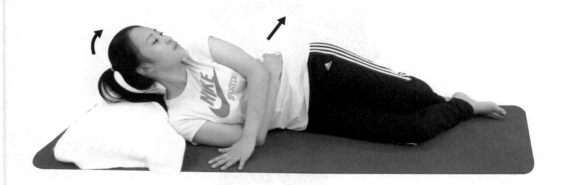

● 운동목적 : 목 측면 근육 강화

● 운동방법 : 옆으로 누워 머리를 돌려 올리며 목 측면 근육을 수축시킨다.

● 운동횟수 : 1~2초 유지동작을 10~20회 이상 가능한 여러 번 반복하고, 좌우 교대로 2~3세트 실시한다. 익숙
해지면 5~10초 유지동작을 3~5회 반복한다.

● 주의사항 : 목을 들 때 숨을 내쉬며 천천히 실시한다.

4 목 측면 당겨 주기

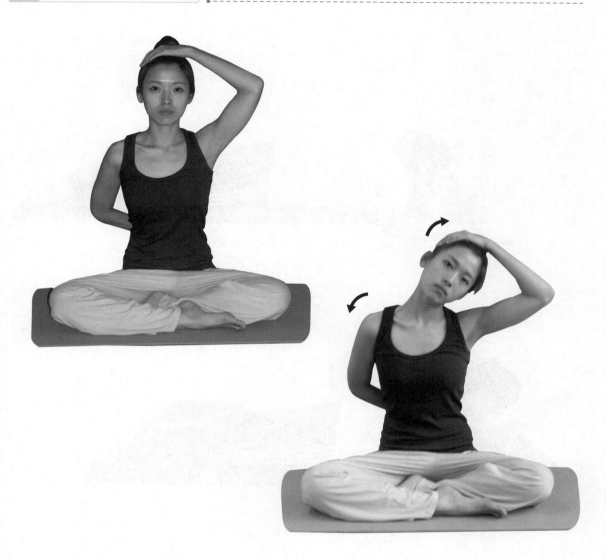

- 운동목적 : 목 측면 신전
- 운동방법 : 반대쪽 손으로 머리 측면을 당겨 목이 신전되게 한다. 같은 쪽 손은 등 뒤로 하여 신전범위를 늘여 준다.
- 운동횟수 : 8~10초 유지자세를 좌우 교대로 실시하고, 3~5회 반복한다.
- 주의사항 : 상체를 세우고 측면 신전 시 숨을 내쉬며 목에 힘을 빼고 실시한다.

5 양팔 들어 올리기

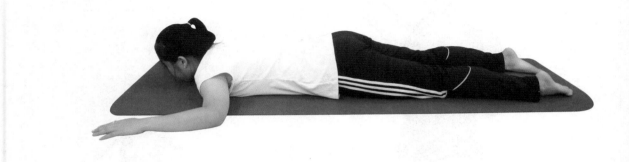

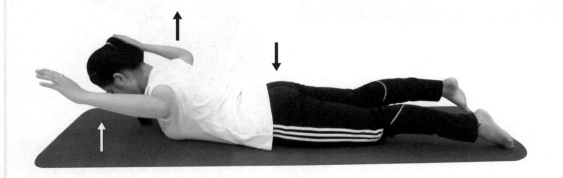

● 운동목적 : 목 뒷면과 등 강화
● 운동방법 : 엎드려 양팔을 수평으로 동시에 들어 목과 등근육을 수축시킨다.
● 운동횟수 : 1-2초 유지동작을 10-20회 이상 피로할 때까지 반복한다. 점차 익숙해지면 정지자세를 5~10초간
　　　　　　실시하고, 3~5회 반복한다.
● 주의사항 : 머리는 낮게 하고 양팔꿈치를 높게 유지한다.

6 목 뒤로 젖혀 들기

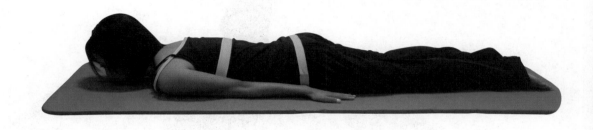

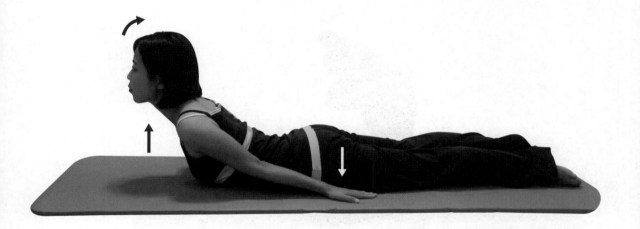

- 운동목적 : 목 뒤 근육 강화
- 운동방법 : 손바닥을 지면으로 하고 머리를 뒤로 올려 목 뒤 근육을 수축시킨다.
- 운동횟수 : 1~2초 유지동작을 10~20회 이상 피로할 때까지 반복실시한다, 익숙해지면 점차 5~10초 유지동작을 3~5회 반복한다.
- 주의사항 : 목을 들 때 숨을 내쉬며 천천히 실시한다.

7 목 뒤 당겨 주기

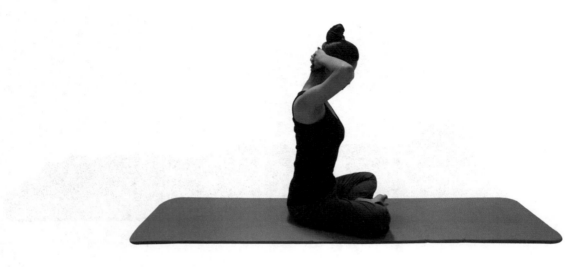

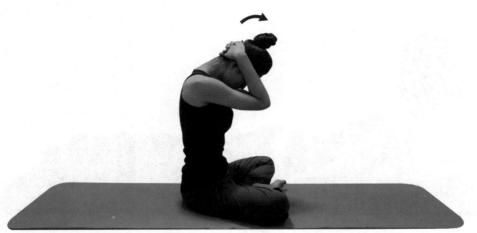

- 운동목적 : 목 뒤 근육 신전
- 운동방법 : 머리 뒤에 양손 깍지를 끼고 머리를 앞쪽으로 당겨 목 뒤 근육을 신전시킨다.
- 운동횟수 : 8~10초간 유지하며, 3~5회 반복한다.
- 주의사항 : 머리를 당길 때 숨을 내쉬며 목에 힘을 빼고 신전시킨다.

8 목 젖혀 신전과 회전하기

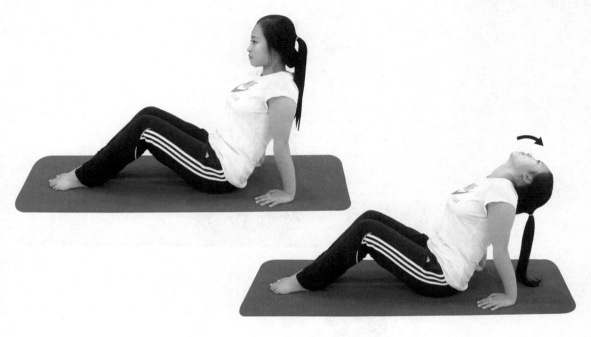

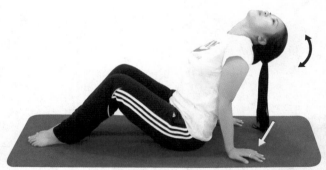

- **운동목적** : 목 앞면 신전 및 목 뒤 근육 압박 신전
- **운동방법** : 무릎을 세우고 앉아 머리를 뒤로 젖혀 목 앞 부위를 신전한다. 신전자세에서 목을 좌우로 천천히 5회 정도 돌려 이완시킨다.
- **운동횟수** : 신전자세는 8~10초간 유지하며, 3~5회 반복한다.
- **주의사항** : 무릎을 펴고 앉아도 좋으며 무릎을 굽히거나 손의 방향을 바꾸고 양팔 간격을 넓히면 뒷목에 자극이 강해진다. 목 신전 시 호흡을 내쉬며 목에 힘을 빼고 편안히 실시한다.

목, 어깨 통증
재활 단계별 맞춤 운동

첫 번째 2주 맞춤 운동
두 번째 2주 맞춤 운동
세 번째 2주 맞춤 운동
네 번째 2주 맞춤 운동

1 목 앞면 저항 주기

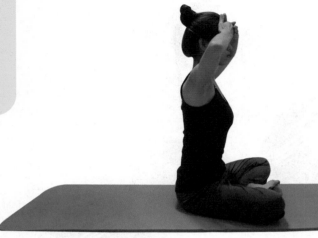

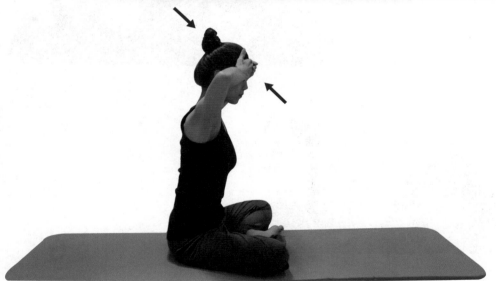

- ● 운동목적 : 목 앞면 근육 강화
- ● 운동방법 : 머리를 앞으로 힘주어 밀 때 동시에 양손은 저항하며 목 앞쪽 근육을 수축시킨다.
- ● 운동횟수 : 5~10초 정도 유지하며, 3~5회 반복한다.
- ● 주의사항 : 저항은 천천히 증가시키며, 강한 긴장을 주어야 효과적이다. 매 동작 사이 목을 3~5회 돌려 이완시킨다.

2 양 엄지로 턱 밀기

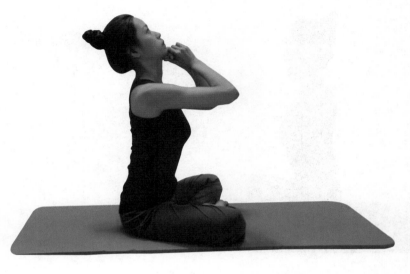

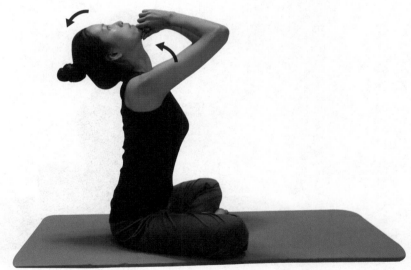

- 운동목적 : 목 앞면 신전
- 운동방법 : 양손 엄지를 이용하여 턱을 뒤로 밀어 목 앞 부위를 신전한다.
- 운동횟수 : 8~10초간 유지하고, 3~5회 반복한다.
- 주의사항 : 목 앞면이 신전되게 목에 힘을 빼고 천천히 실시한다.

3 목 뒷면 저항 주기

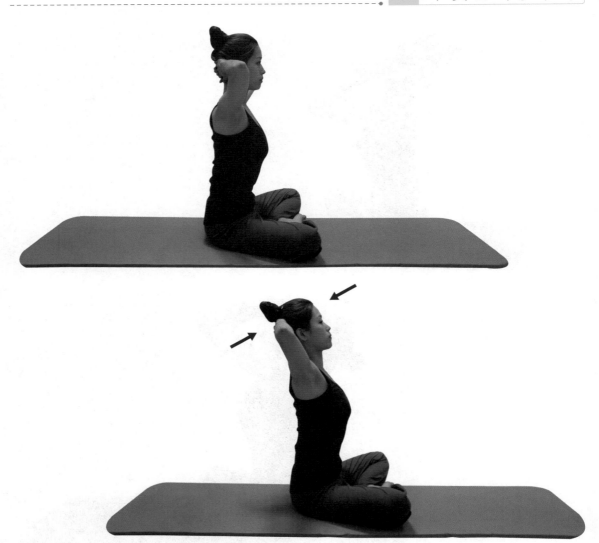

● **운동목적** : 목 뒷면 근육 강화

● **운동방법** : 머리를 뒤로 밀 때 동시에 양손은 반대로 저항하며 목 뒤쪽 근육을 수축시킨다. 머리가 움직이지 않도록 하고 강하게 저항을 유지할수록 효과적이다.

● **운동횟수** : 5~10초 정도 유지하며, 3~5회 반복한다.

● **주의사항** : 천천히 저항을 증가시키며 매 동작 사이 목을 가볍게 3~5회 돌려 근육 이완 후 반복 실시한다.

4 목 뒤 당겨 주기

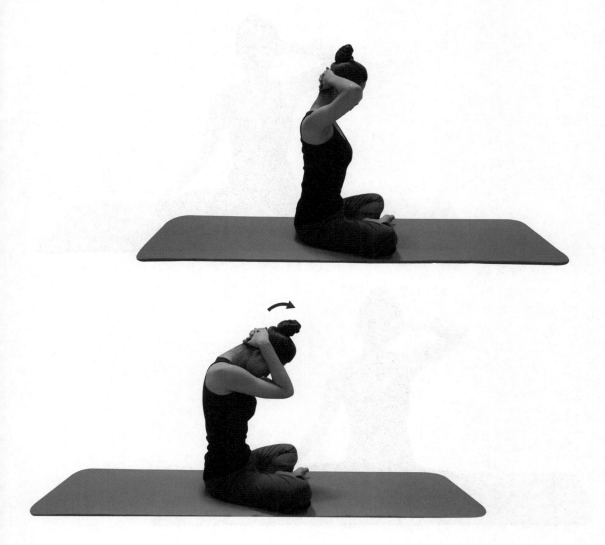

- 운동목적 : 목 뒤 근육 신전
- 운동방법 : 양손으로 깍지를 끼고 머리를 앞쪽으로 당겨 목 뒤 근육을 신전시킨다.
- 운동횟수 : 5~10초간 유지하며, 3~5회 반복한다.
- 주의사항 : 머리를 당길 때 목에 힘을 빼고 숨을 내쉬며 신전한다.

129

5 목 측면 저항 주기

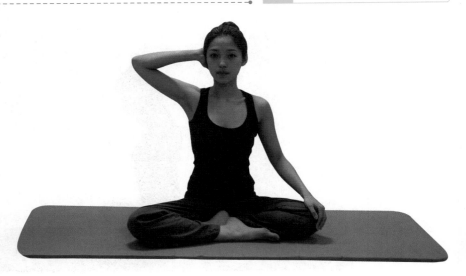

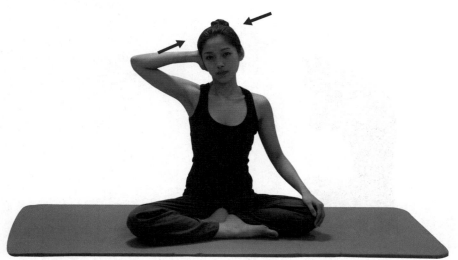

● 운동목적 : 목 측면 근육 강화

● 운동방법 : 머리는 손 쪽으로 손은 머리 쪽으로 동시에 서로 밀며 목 측면 근육을 수축시킨다.

● 운동횟수 : 8~10초 유지하며, 좌우 교대로 3~5회 반복한다.

● 주의사항 : 저항을 천천히 주며 머리가 움직이지 않는 상태에서 저항을 유지한다.

6 목 회전 저항 주기

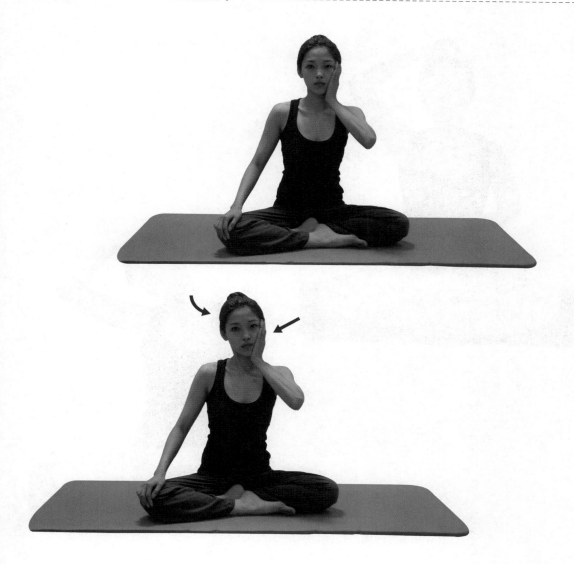

- 운동목적 : 목 회전 근육 강화
- 운동방법 : 뺨에 손바닥을 대고 얼굴을 회전하며, 이때 손은 저항을 유지하고 목 회전근육을 수축시킨다.
- 운동횟수 : 5~10초 유지하며, 좌우 교대로 3~5회 반복한다.
- 주의사항 : 머리가 움직이지 않는 상태에서 저항을 증가시킨다.

7 목 측면 당겨 주기

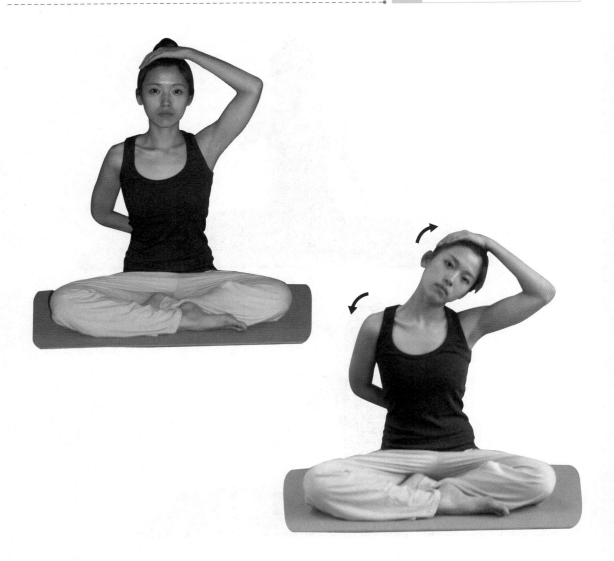

- ● 운동목적 : 목 측면 신전
- ● 운동방법 : 반대쪽 손으로 머리 측면을 당겨 목이 신전되게 한다. 같은 쪽 손은 등 뒤로 하여 신전범위를 늘여 준다.
- ● 운동횟수 : 8~10초 유지자세를 좌우 교대로 실시하고, 3~5회 반복한다.
- ● 주의사항 : 상체를 세우고 측면 신전 시 숨을 내쉬며 목에 힘을 빼고 실시한다.

8 목 젖혀 신전과 회전하기

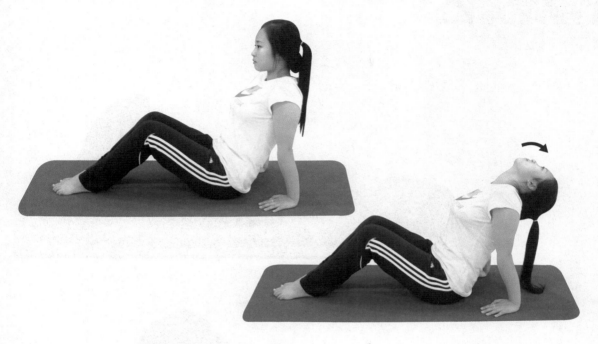

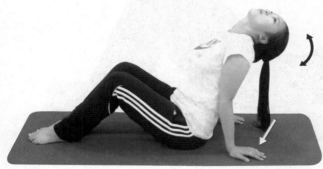

● **운동목적** : 목 앞면 신전 및 목 뒤 근육 압박 신전

● **운동방법** : 무릎을 세우고 앉아 머리를 뒤로 젖혀 목 앞 부위를 신전한다. 신전자세에서 목을 좌우로 천천히
5회 정도 돌려 이완한다.

● **운동횟수** : 신전자세는 8~10초간 유지하며, 3~5회 반복한다.

● **주의사항** : 무릎을 펴고 앉아도 좋으며 무릎을 굽히거나 손의 방향을 바꾸고 양팔 간격을 넓히면 뒷목에 자
극이 강해진다. 목 신전 시 호흡을 내쉬며 목에 힘을 빼고 편안히 실시한다.

목, 어깨 통증 재활
통합적 권장 맞춤 운동

02

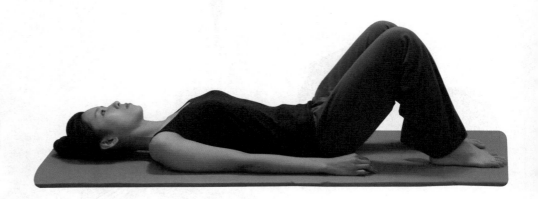

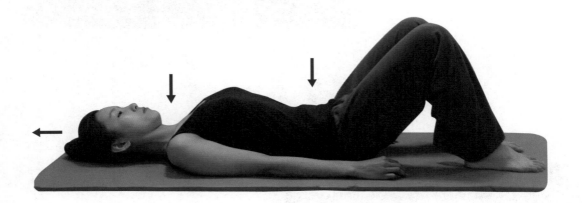

● 운동목적 : 목 앞, 뒤 근육 강화

● 운동방법 : 턱을 당기며 목을 지면으로 눌러 목 뒷면을 신전시켜 준다.

● 운동횟수 : 1~2초가량 정지 동작을 10~30회 반복하거나, 목 움직임이 불편한 경우 5~10초 유지하고, 전체적
　　　　　　으로 3~5회 반복한다.

● 주의사항 : 천천히 편안하게 실시하고 매 세트 사이 목을 3~5회 좌우로 돌려 이완 후 반복 실시한다.

2 머리 당겨 올려 늘여 주기

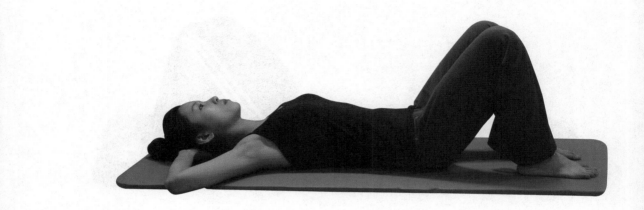

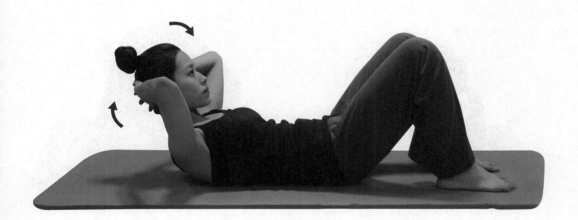

● 운동목적 : 목 뒤 근육 신전

● 운동방법 : 양손으로 깍지를 껴서 머리를 당겨 올려 목 뒷면이 신전되게 한다.

● 운동횟수 : 정지자세를 8~10초 유지하고, 3~5회 반복한다.

● 주의사항 : 머리를 들어 올릴 때 숨을 내쉬며 목에 힘을 빼고 당긴자세를 유지한다.

3 목 들어 올리기

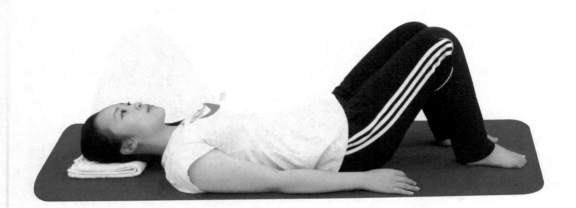

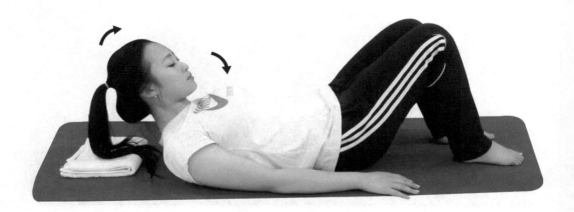

● 운동목적 : 목 앞 근육 강화

● 운동방법 : 타월을 머리맡에 두고, 턱을 가슴 쪽으로 당겨 목 앞면 근육이 수축되게 한다. 머리를 바닥에 천
천히 내려놓는다.

● 운동횟수 : 초기에는 1~2초 유지동작을 20회 이상 피로할 때까지 여러 번 반복한다. 점차 정지자세를 5~10
초 유지하는 등척성운동을 3~5회 반복한다.

● 주의사항 : 목을 들 때 숨을 천천히 내쉬며 실시한다.

4 머리 측면 들어 올리기

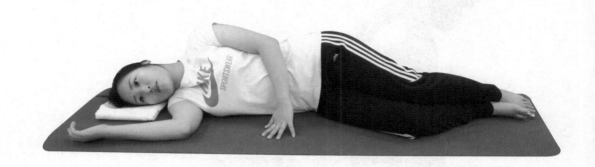

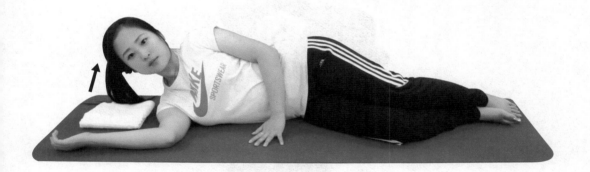

- 운동목적 : 목 측면 근육 강화
- 운동방법 : 베개를 받치고 옆으로 누워 목을 최대한 들어 목 측면 근육을 수축시킨다.
- 운동횟수 : 초기에는 1~2초간 10~20회 반복동작을 좌우 교대로 실시한다. 목이 강해지면 5~10초 유지동
  작을 3~5회 반복동작을 실시한다.
- 주의사항 : 머리를 앞뒤로 움직이지 않는다.

5 양 엄지로 턱 밀기

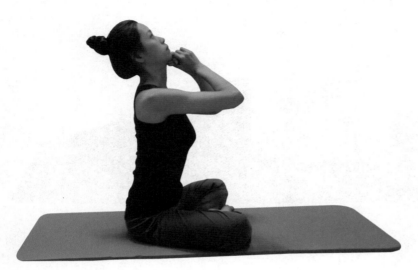

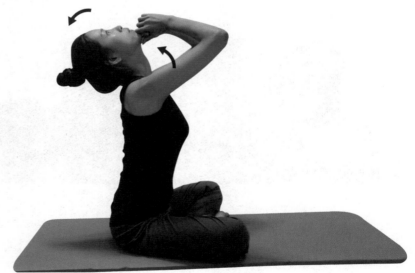

- 운동목적 : 목 앞면 신전
- 운동방법 : 양손 엄지를 이용하여 턱을 뒤로 밀어 목 앞 부위를 신전한다.
- 운동횟수 : 8~10초간 유지하며 3~5회 반복한다.
- 주의사항 : 목 앞면이 신전되게 목에 힘을 빼고 천천히 실시한다.

6 양팔 들어 올리기

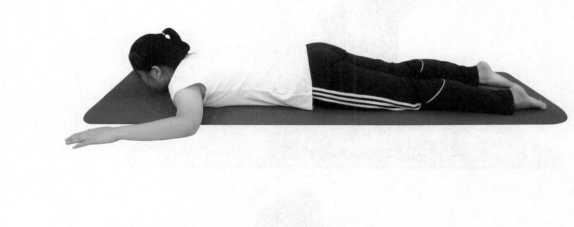

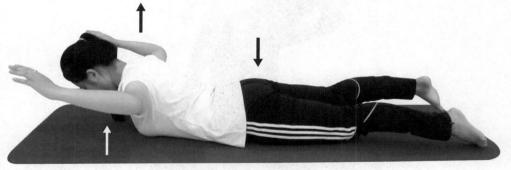

- 운동목적 : 목 뒷면과 등 강화
- 운동방법 : 엎드려 양팔을 수평으로 동시에 들어 목과 등근육을 수축시킨다.
- 운동횟수 : 1-2초 유지동작을 10-20회 이상 피로할 때까지 반복한다. 점차 익숙해지면 정지자세를 5~10초간 실시하고, 3~5회 반복한다.
- 주의사항 : 머리는 낮게 하고 양팔꿈치를 높게 유지한다.

7 머리 숙여 45° 당겨 주기

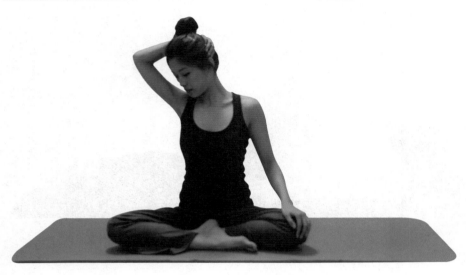

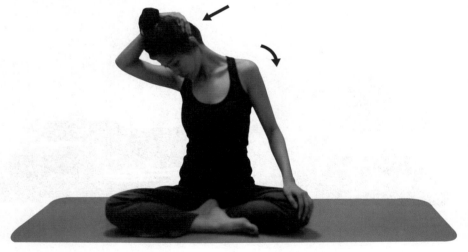

● 운동목적 : 목 뒤 측면 근육 신전

● 운동방법 : 45° 방향으로 고개를 숙인 자세에서 손으로 머리를 당겨 목 뒤 측면을 신전시킨다.

● 운동횟수 : 8~10초 유지동작을 좌우 교대로 실시하고, 전체적으로 3~5회 반복한다.

● 주의사항 : 머리만 숙인 자세에서 45° 방향을 유지한다. 신전 시 호흡을 내쉬고 목에 힘을 뺀다.

8 목 젖혀 신전과 회전하기

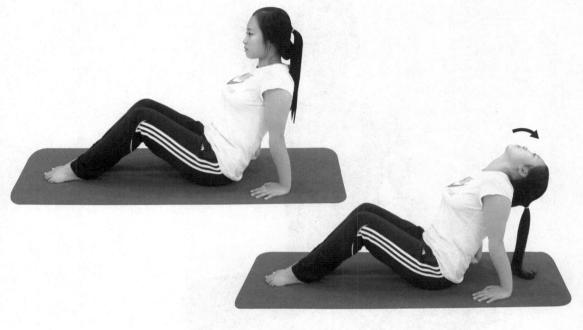

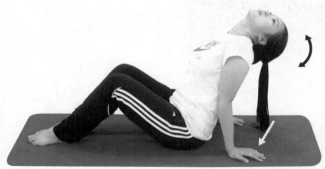

- ● 운동목적 : 목 앞면 신전 및 목 뒤근육 압박 신전
- ● 운동방법 : 무릎을 세우고 앉아 머리를 뒤로 젖혀 목 앞 부위를 신전한다. 신전자세에서 목을 좌우로 천천히 5회 정도 돌려 이완한다.
- ● 운동횟수 : 신전자세는 8~10초간 유지하며, 3~5회 반복한다.
- ● 주의사항 : 무릎을 펴고 앉아도 좋으며 무릎을 굽히거나 손의 방향을 바꾸고 양팔 간격을 넓히면 뒷목에 자극이 강해진다. 목 신전 시 호흡을 내쉬며 목에 힘을 빼고 편안히 실시한다.

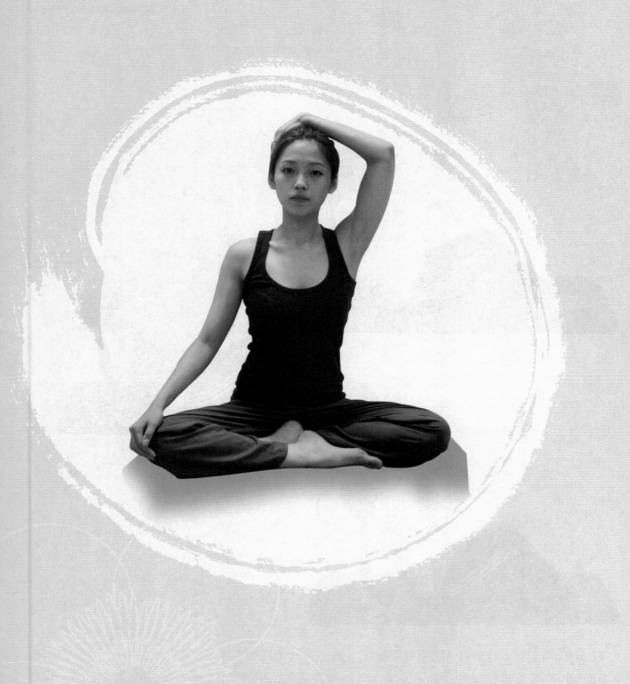

PART 4 :: 기구를 이용한 허리 강화 운동

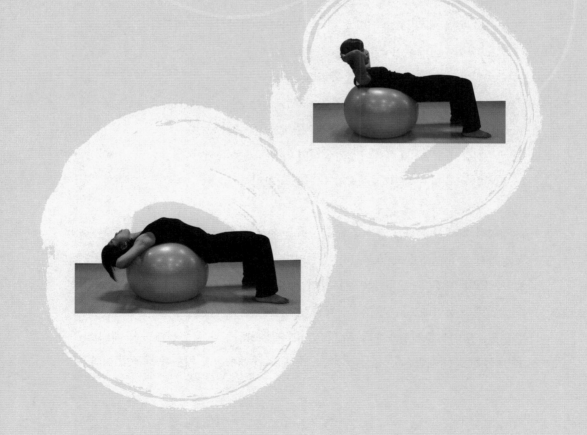

TIP 기구운동 시 유의사항

체중을 이용한 근기능 강화운동의 다음단계로 실시하는 전문 운동기구를 이용한 근력 강화 운동은 안전하고, 효과적이며 더 높은 단계의 근력을 강화시키는 데 효율적이다. 근력 발달을 극대화시키고, 부상 위험을 최소화하기 위하여 다음의 운동 지침을 따라야 한다.

- 체력상태에 따라 적당한 무게를 선택한다.
- 좌석 안전 벨트나 허리 벨트를 착용한다.
- 바른 동작 자세, 허리 뒷받침 밀착, 머리는 중립위치를 유지한다.
- 느린 속도로 운동을 실시한다.
- 움직일 수 있는 전 범위로 운동한다.
- 근육이 8회에서 12회까지 반복할 수 있도록 무게를 조절한다.
- 12회 반복을 완전히 할 수 있을 때, 무게를 5% 증가시킨다.
- 무게증가 후 7, 8회 반복이 불가능하면 이전 무게로 복귀한다.
- 매번 근육이 수축될 때 호흡을 내쉬도록 한다.

정확한 자세와 동작으로 최대의 근수축을 위해 최선을 다해야 한다. 잘못된 동작과 부정확한 자세는 운동의 효과를 감소시키고, 부상 위험성을 높일 수 있다. 특히 메덱스 기구를 이용한 운동 동작은 전문가의 안내에 따라 실시하는 것이 바람직하다.

최근에는 강남베드로병원, 우리들병원, 나누리병원, 21세기병원, 자생한방병원, 나은병원, 지자체 보건헬스센터 등 많은 척추전문병원들과 운동센터들이 메덱스 기구를 포함한 최신 재활운동 시설을 갖추고 전문적인 재활운동 지도를 해주고 있다.

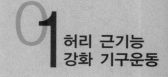
1 로우 백 익스텐션(Low Back Extension)

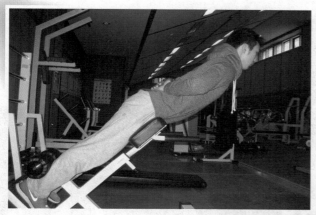

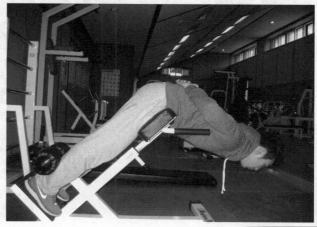

● 운동목적 : 허리, 등 강화

● 운동방법 : 기구에 발뒤꿈치를 걸고 몸이 일직선이 되도록 엎드린다. 등 뒤에 양손을 잡고 몸이 거의 90도가
되도록 상체를 내린다.

● 운동횟수 : 5~10초간 몸을 들어 정지하는 동작을 3~5회 반복하거나 또는 필요할때까지 반복 실시하고, 이를
2~3세트 반복한다. 가슴에 중량을 들고 운동 강도를 증가시킬 수 있다.

● 주의사항 : 상체를 일으킬때 호흡을 내쉬고, 과신전을 방지하기 위해 상체를 지나치게 뒤로 들어 올리지 않
는다.

2 | 머신 백 익스텐션(Machine Back Extension)

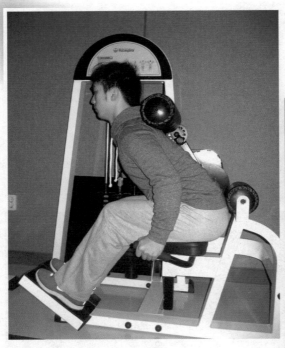

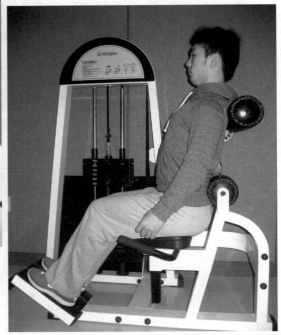

● 운동목적 : 허리, 등 강화

● 운동방법 : 숨을 내쉬는 동시에 등을 뒤로 밀어 근육을 수축시킨다. 숨을 들이쉬면서 천천히 시작 자세로 돌아온다.

● 운동횟수 : 세트당 8~12회 반복하고, 2~3세트 실시한다.

● 주의사항 : 엉덩이는 좌석에 밀착시키고 머리는 중립에 위치하게 한다.

3 라이닝 로백 익스텐션(Lying Low Back Extension)

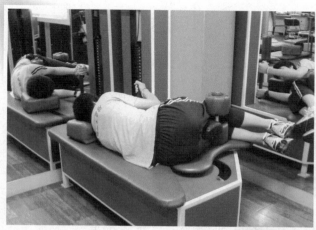

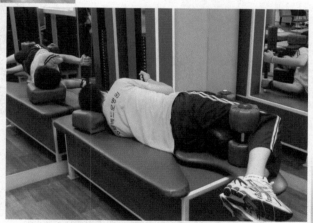

- 운동목적 : 허리, 등 강화
- 운동방법 : 누운 상태에서 대퇴 부위에 힘을 주며 서서히 뒤로 밀어 허리가 일직선상에서 근육을 수축시킨다.
- 운동횟수 : 세트당 8~12회 반복하고 2~3세트 실시한다.
- 주의사항 : 갑작스러운 수축을 피하고 뒤로 밀 때 호흡을 내쉬도록 한다.

4 메덱스 척추 강화 머신(Madx Low Back Machine)

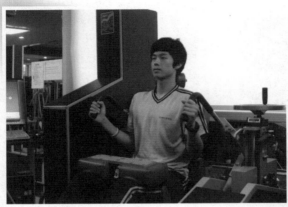

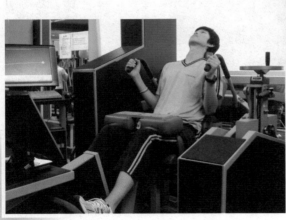

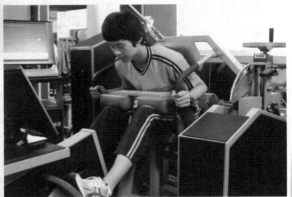

- 운동목적 : 허리, 등 강화
- 운동방법 : 다소 복잡한 메덱스 운동기기는 고가의 재활운동장비로 전문 재활트레이너의 지도를 받으며 운동을 실시하도록 한다.
- 운동횟수 : 1회 15~20회 반복한다.
- 주의사항 : 전문가의 지시에 따라 정확한 자세로 운동을 실시하고, 뒤로 밀 때 호흡을 내쉬도록 한다.

5 싯업(Sit-Up)

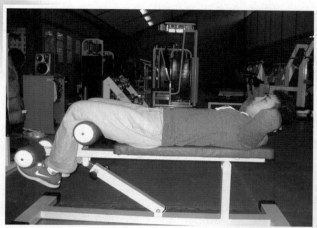

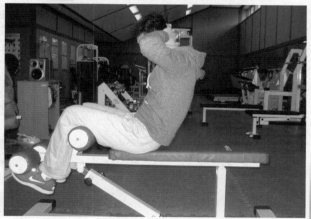

● 운동목적 : 복부근육 강화

● 운동방법 : 손은 머리 뒤에 깍지를 끼고 누운자세에서 상체를 일으키며 복근을 최대한 수축시킨다.

● 운동횟수 : 2~3세트 권장하며 매 세트 피로할 때까지 최대 횟수가 되도록 반복한다.

● 주의사항 : 복근이 강하게 수축되게 하며 최대 수축시 호흡을 내쉰다.

6 디클라인 싯업(Decline Sit-Up)

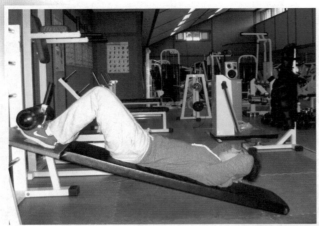

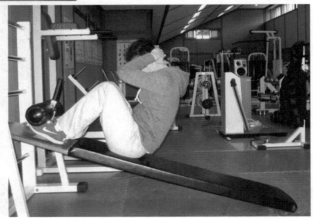

● 운동목적 : 복부근육 강화

● 운동방법 : 누운자세에서 서서히 상체를 일으켜 복근을 수축시킨다. 발판의 높이를 조절하여 운동 강도를 조정할 수 있다.

● 운동횟수 : 2~3세트 권장하며 매 세트 피로할 때까지 최대 횟수가 되도록 반복한다.

● 주의사항 : 머리가 보드에 닿지 않도록 하고 복근이 최대한 수축되도록 한다.

7 머신 업도미널 크런치(Machine Abdominal Crunch)

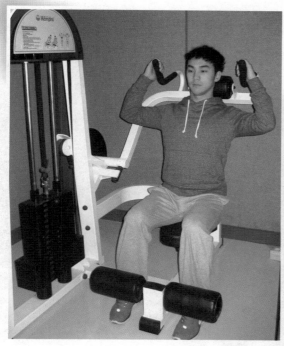
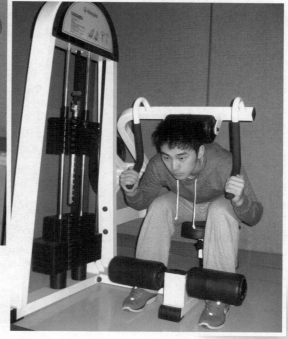

- 운동목적 : 복부근육 강화
- 운동방법 : 손잡이를 가볍게 잡고 상체를 숙여 복근을 최대한 수축시킨다. 천천히 원 위치로 돌아가 다시 반복한다.
- 운동횟수 : 세트당 8~12회 반복하며, 2~3세트 실시한다.
- 주의사항 : 등을 밀착하고 허리는 곧게 유지하도록 하며 앞으로 숙일때 호흡을 내쉰다.

8 로터리 톨소 머신(Rotary Torso Machine)

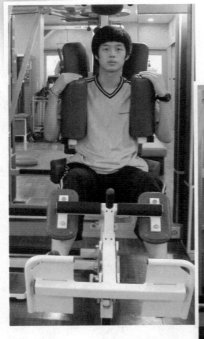
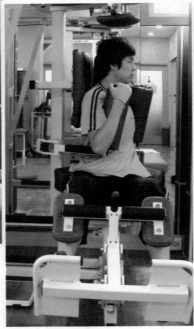
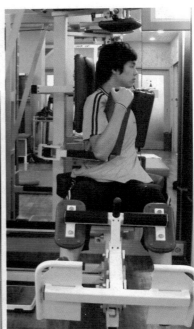

- 운동목적 : 허리 측면 강화
- 운동방법 : 양쪽 어깨를 팔걸이 뒤에 위치하여 패드를 잡는다. 허리 옆 복사근이 완전히 수축될 때까지 몸통 을 시계방향으로 돌리고, 천천히 돌아 왔다가 다시 비틀기를 반복한다. 반대 방향으로 동일하게 반복한다.
- 운동횟수 : 세트당 8~12회 반복하며, 2~3세트 실시한다.
- 주의사항 : 똑바로 앉은 자세를 유지하고, 머리는 중립에 위치시킨다.

목은 몸에서 다치기 쉬운 부위이며 모든 강화 훈련 프로그램에 포함되어야 한다.
다음 동작은 목의 주요 근육들을 강화시키는 운동이다.

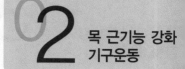

1 메덱스 목 운동 머신(Medx Cervical Machine)

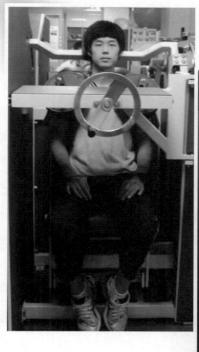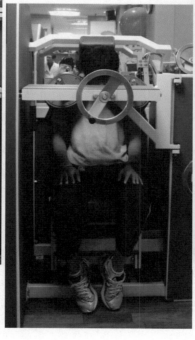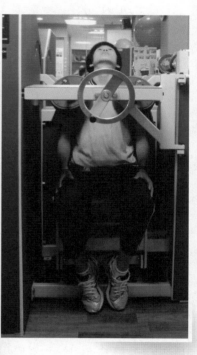

● 운동목적 : 목 전 · 후면 근력 강화
● 운동방법 : 기기 조작이 다소 복잡한 메덱스 목 운동기기는 전문 재활트레이너의 지도를 통하여 운동을 실
　　　　　 시하도록 한다. 목, 허리 척추 전문 재활운동센터에서 운동이 가능하다.
● 운동횟수 : 15~20회 반복
● 주의사항 : 허리와 목은 바로 선 자세를 유지하고 몸통은 지지대에 밀착한다.

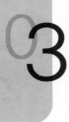

**허리 근신경 강화
짐볼 운동**

　　근신경 기능 강화 볼 운동에 사용하는 큰 고무공의 정식 명칭은 '스위스볼(swiss ball)' 이며 신체 관절별 신경근 강화와 척추의 균형을 잡아주는 것이 스위스볼 체조의 제일 큰 이점이다. 1963년 이탈리아 장난감 회사에서 '짐내스틱' 이라는 이름으로 생산해 1970년대 운동재활전문가들이 골 · 관절 환자에게 사용하면서 세계적으로 보급되었다. 현재 스위스볼을 이용한 스트레칭은 척추기능장애 환자뿐 아니라 건강한 사람들의 요통 · 오십견 예방, 복부비만 해소, 유연성 및 신체균형운동, 성장체조 등에 폭넓게 활용되고 있다.

　　볼 체조는 요통으로 긴장되거나 굳어진 근육을 이완시킬 뿐만 아니라 근육이 풀리면서 허리 관절의 가동 범위가 넓어지고 디스크에 가해지는 압력을 줄여 준다. 부드러운 볼 위에서 지속적으로 같은 자세를 유지하기 위해선 체중과 균형감각을 잘 이용해야 하기 때문에 신경근 강화와 척추의 균형을 잡아준다. 또한 척추 뼈를 지지해 주는 근육과 인대의 힘을 길러 주는 효과도 뛰어나다. 허리가 강화되면 척추 골절이나 염좌를 예방할 수 있고 허리 통증도 줄어든다.

　　가벼운 덤벨을 함께 이용하면 근력운동도 가능하다. 보통 30분 정도 실시하며 상황에 따라 운동강도를 높일 수 있다. 볼의 탄력성 때문에 운동 중 부상이 적고, 가정, 사무실 등 좁은 공간에서 누구든지 쉽고 재미있게 할 수 있다는 장점도 있다. 허리, 골반 교정 운동 목적으로 학생과 직장인의 의자 대용으로 활용되기도 한다. 시중 대형마트나 운동용품 전문점에서 허리 운동용 대형 짐볼과 목 운동용 소형 볼을 구매할 수 있다.

1 윗몸 일으켜 배꼽보기

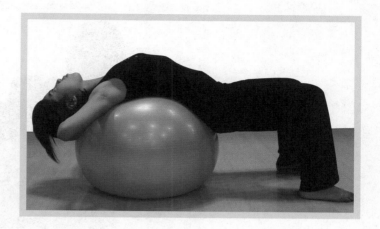

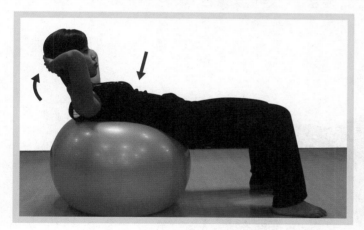

- 운동목적 : 복부근육 강화
- 운동횟수 : 머리 뒤로 깍지를 끼고 누워 얼굴을 들어 배꼽을 보며 복근을 최대한 수축시키고 준비자세로 복귀한다.
- 운동횟수 : 5~10초간 근 수축상태를 유지하며 3~5회 반복 실시한다. 또는 매 세트 최대횟수가 되도록 반복하며, 2~3세트 실시한다.
- 주의사항 : 머리를 들 때 호흡을 내쉬며 천천히 실시한다.

2 복부 좌우 크런치

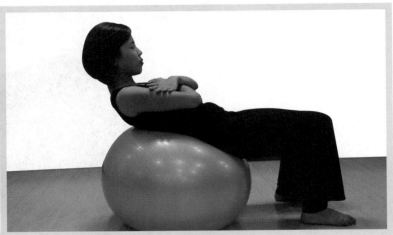

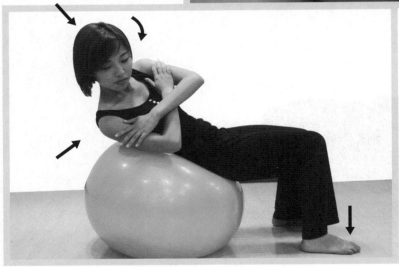

- 운동목적 : 허리 측면 근력 강화
- 운동방법 : 발을 약간 벌린 상태로 누워 양팔을 가슴 위에 교차한 상태에서 얼굴과 상체를 45° 측면방향으로 들어 올린다.
- 운동횟수 : 한쪽당 5~10초간 유지하며 3~5회 반복 실시한다. 또는 매 세트 최대 횟수가 되도록 반복하며 2~3세트 반복한다.
- 주의사항 : 천천히 실시하며 가슴을 들어 올리는 동안 호흡은 내쉬도록 한다.

3 등 뒤로 젖히기

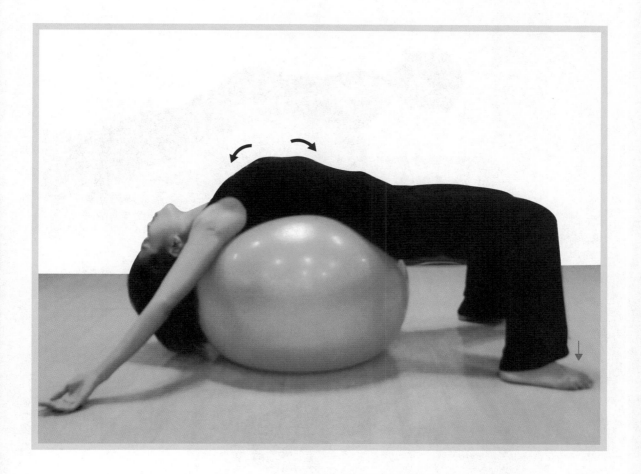

- 운동목적 : 가슴과 등 신전
- 운동방법 : 공 위에 누워 얼굴과 상체를 뒤로 젖혀 전신이 이완되도록 한다.
- 운동횟수 : 8~10초간 신전을 유지하며 3~5회 반복 실시한다.
- 주의사항 : 공에서 떨어지지 않도록 다리를 넓혀 균형을 잡도록 한다.

4 가슴 들어 올리기

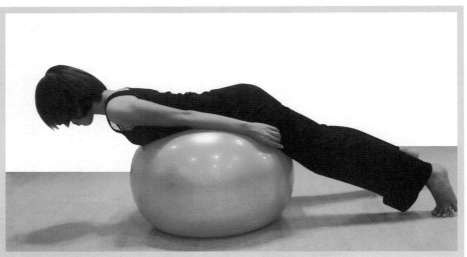

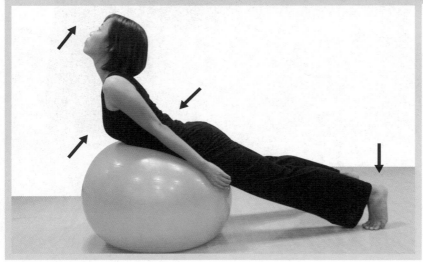

- 운동목적 : 등, 허리 근력 강화
- 운동방법 : 공 위에 엎드려 머리와 상체를 최대한 들어 올린다.
- 운동횟수 : 5~10초간 유지하며 3~5회 반복 실시한다.
- 주의사항 : 양발로 균형을 잡고 천천히 실시한다. 가슴을 들어 올리는 동안 호흡은 내쉬도록 한다.

5 엎드려 다리 들기

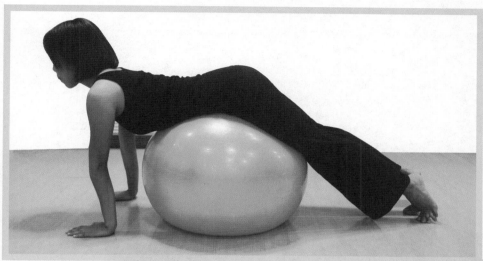

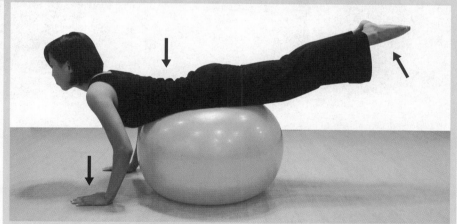

● 운동목적 : 등, 허리 근력 강화

● 운동방법 : 볼 위에 엎드려 머리와 다리를 몸과 수평이 되도록 들어 올려 균형을 잡는다.

● 운동횟수 : 5~10초간 유지하며 3~5회 반복 실시한다.

● 주의사항 : 양팔로 균형을 잡고 천천히 실시한다. 가슴을 들어 올리는 동안 호흡은 내쉬도록 한다.

6 엎드려 허리 늘이기

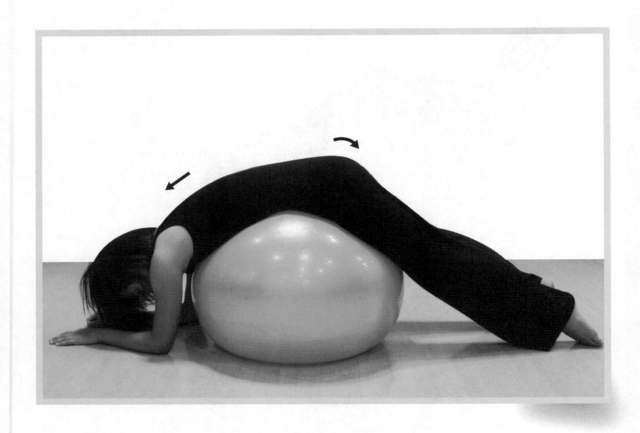

- 운동목적 : 등 허리 신전
- 운동방법 : 공 위에 엎드려 머리와 상체 그리고 다리의 이완 상태를 유지한다.
- 운동횟수 : 8~10초간 유지하며 3~5회 반복 실시한다.
- 주의사항 : 공이 빗겨나지 않도록 다리를 넓게 유지하도록 한다.

7 볼 위 균형 잡기

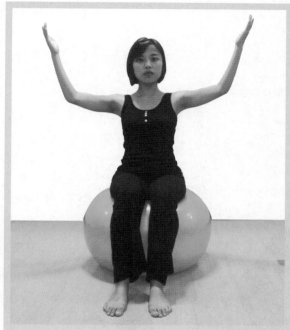
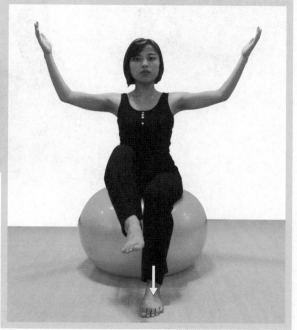

● 운동목적 : 허리 근신경 강화

● 운동방법 : 볼 위에 앉아 양팔을 들고 한 발을 천천히 들어 허리의 균형을 잡기 위해 노력한다. 시선은 정면
　　　　　 을 향하고 상체는 고정시킨다.

● 운동횟수 : 한쪽당 5∼10초간 유지하며 5∼10회 반복 실시한다.

● 주의사항 : 천천히 실시하며 최대한 균형을 잡도록 노력하고 호흡은 자연스럽게 한다.

8 골반 앞뒤로 움직이기

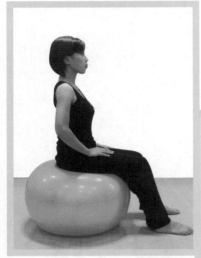
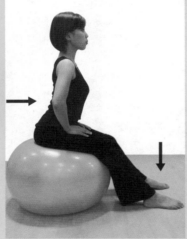
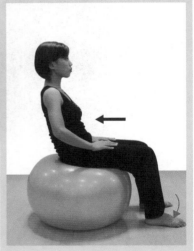

- 운동목적 : 허리 전, 후면 이완
- 운동방법 : 발을 약간 벌린 상태로 볼 위에 앉아 엉덩이를 앞, 뒤로 움직여 준다. 시선은 정면을 향하고 상체
  는 고정시킨다.
- 운동횟수 : 10~20회 반복 실시한다.
- 주의사항 : 천천히 실시하며 볼이 밀려나지 않도록 주의한다.

9 골반 좌우로 움직이기

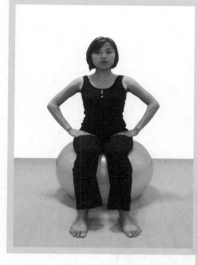
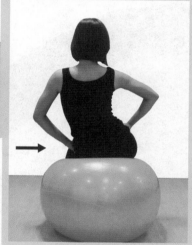
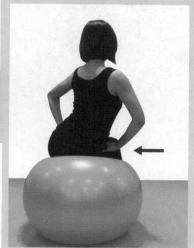

- 운동목적 : 허리 측면 이완
- 운동방법 : 발을 약간 벌린 상태로 볼 위에 앉아 엉덩이를 좌우로 흔들면서 공을 좌, 우로 움직인다. 시선은 정면을 향하고 상체는 고정시킨다.
- 운동횟수 : 10~20회 반복 실시한다.
- 주의사항 : 천천히 실시하며 볼이 밀려나지 않도록 주의한다.

10 전신 백 스트레칭

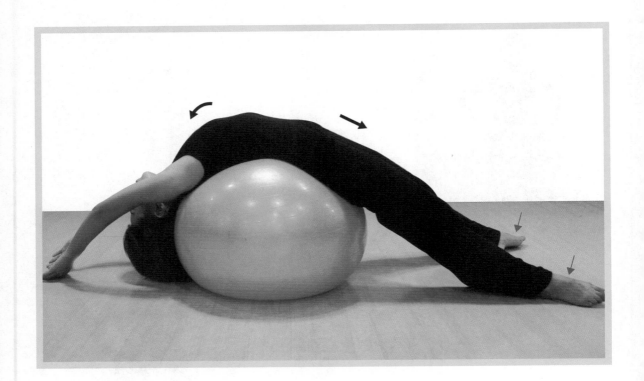

- 운동목적 : 척추 가슴 전신 신전
- 운동방법 : 발끝을 약간 벌리고 공 위에 누워 얼굴과 상체를 뒤로 젖히며 동시에 팔과 다리를 뻗는다. 전신 이 이완되도록 한다.
- 운동횟수 : 8~10초간 유지하며, 3~5회 반복 실시한다.
- 주의사항 : 양발 간격을 넓게 하며 공이 빗겨나가지 않도록 주의한다.

1 앞 이마로 공 누르기

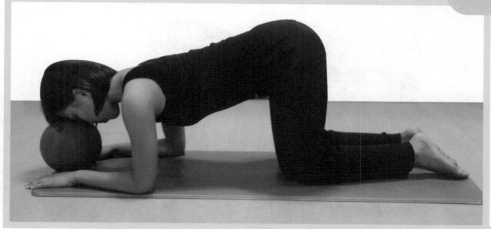

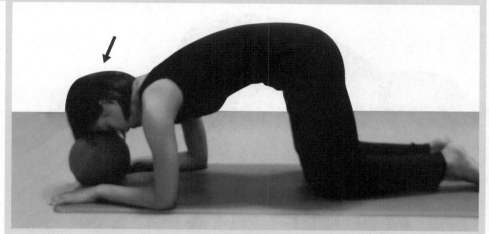

- 운동목적 : 목 앞 근력 강화
- 운동방법 : 작은 고무공에 머리를 대고 엎드린다. 허리를 들어 올리면서 머리에 체중이 실려 눌러 주는 느낌으로 목 전면 근육이 수축되도록 한다.
- 운동횟수 : 1~2초 수축 후 이완 과정을 10~30회 반복 실시하거나, 5~10초 저항유지 등척성 운동과 이완을 3~5회 반복 실시한다.
- 주의사항 : 갑작스러운 수축보다는 천천히 실시하고 공이 밀려나지 않도록 주의한다.

165

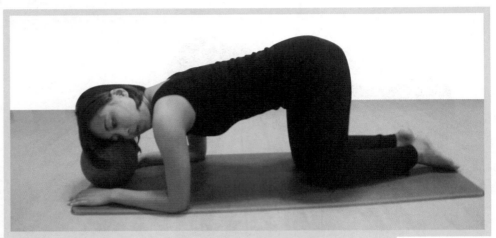

2 옆 이마로 공 누르기

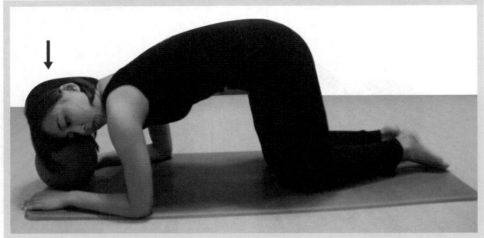

● 운동목적 : 목 측면 근력 강화
● 운동방법 : 작은 고무공에 옆 이마를 대고 엎드린다. 허리를 올리면서 옆 이마에 체중이 실려 눌러 주는 느
　　　　　 낌으로 목 측면 근육이 수축되도록 한다.
● 운동횟수 : 1~2초 수축 후 이완 과정을 10~30회 반복 실시하거나 5~10초 저항유지 등척성 운동과 이완을
　　　　　 3~5회 반복 실시한다.
● 주의사항 : 갑작스러운 수축보다는 천천히 실시하고 공이 밀려나지 않도록 주의한다.

3 뒷머리로 공 누르기

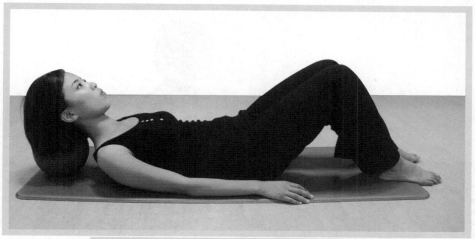

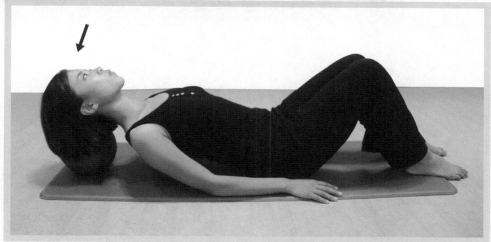

- 운동목적 : 목 뒤 근력 강화
- 운동방법 : 작은 고무공을 베고 편안한 자세로 눕는다. 가슴을 올리면서 목에 체중이 실리도록 하고 목 뒷면 근육이 수축되도록 한다.
- 운동횟수 : 1~2초 수축 후 이완 과정을 10~30회 반복 실시하거나 5~10초 저항유지 등척성 운동과 이완을 3~5회 반복 실시한다.
- 주의사항 : 갑작스러운 수축보다는 천천히 실시하고 공이 밀려나지 않도록 주의한다.

4 공 잡고 엎드리기

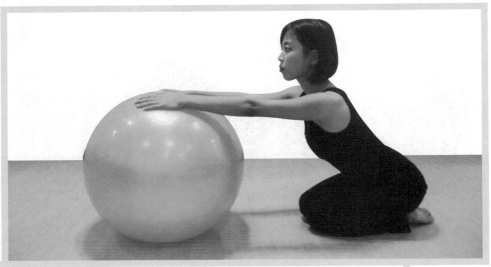

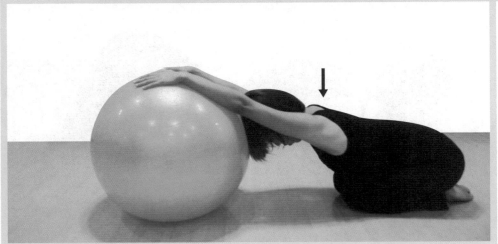

● 운동목적 : 목, 어깨 근육 신전

● 운동방법 : 무릎 자세에서 공의 중앙 부위에 양팔을 올려 놓는다. 엉덩이를 뒤로 빼면서 양 어깨를 눌러 목
　　　　　과 어깨 근육이 스트레칭되도록 한다.

● 운동횟수 : 8~10초 스트레칭을 유지하고 3~5회 반복 실시한다.

● 주의사항 : 몸에 힘을 빼고 천천히 늘려 주며 호흡은 신전 때 내쉰다.

5 짐볼 좌우 굴려 주기

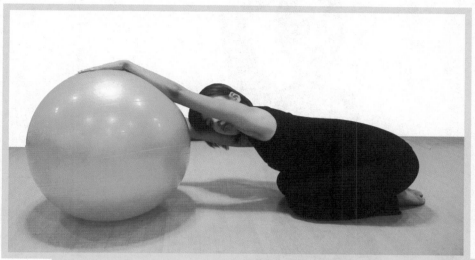

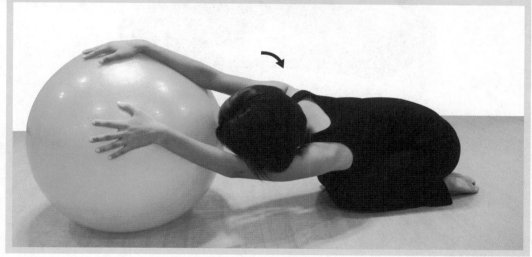

- 운동목적 : 목, 어깨 측면 근육 신전
- 운동방법 : 무릎 자세에서 공의 중앙 부위에 양팔을 올려 놓는다. 엉덩이를 뒤로 빼면서 양 어깨를 눌러 좌우로 이동하며 어깨 측면 근육이 스트레칭되도록 한다.
- 운동횟수 : 8~10초 스트레칭을 유지하고 3~5회 반복 실시한다.
- 주의사항 : 몸에 힘을 빼고 천천히 늘려 주며 호흡은 신전 때 내쉰다.

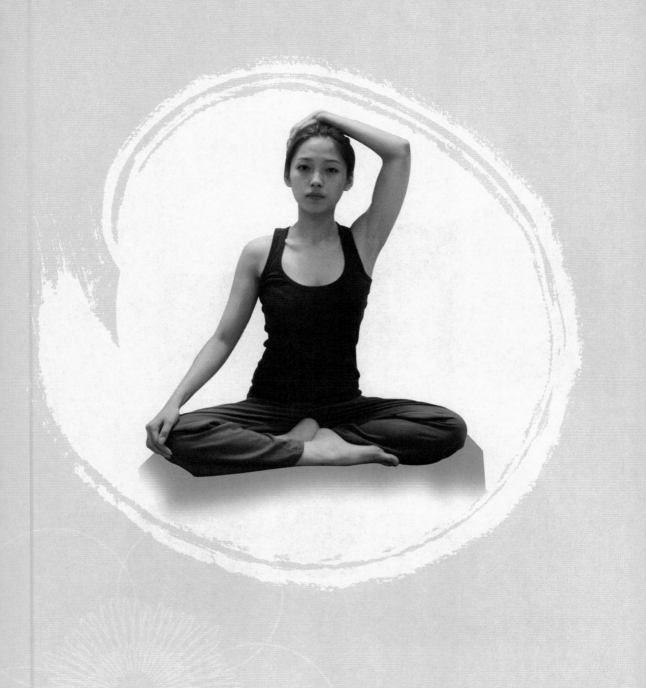

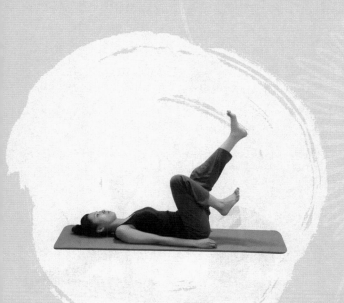

PART 5 :: 허리, 목
통증 예방
생활운동

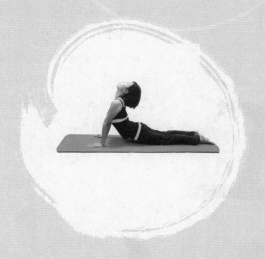

01

**허리 통증 예방
요가 스트레칭**

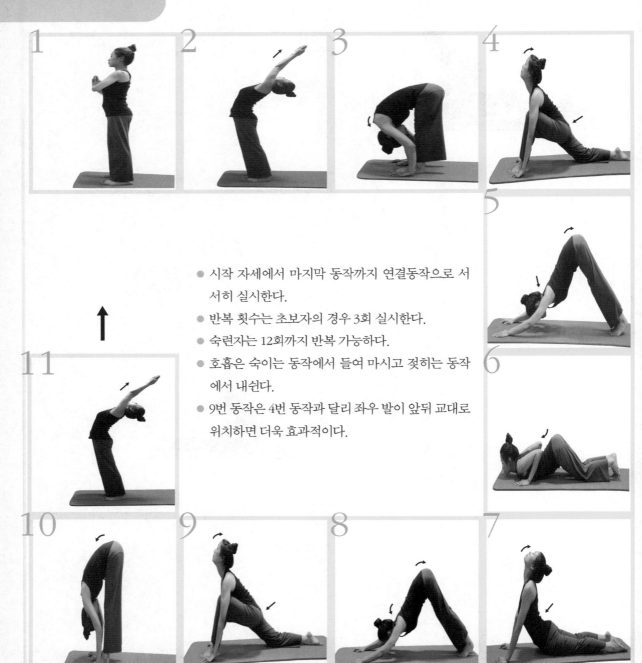

- 시작 자세에서 마지막 동작까지 연결동작으로 서 서히 실시한다.
- 반복 횟수는 초보자의 경우 3회 실시한다.
- 숙련자는 12회까지 반복 가능하다.
- 호흡은 숙이는 동작에서 들여 마시고 젖히는 동작 에서 내쉰다.
- 9번 동작은 4번 동작과 달리 좌우 발이 앞뒤 교대로 위치하면 더욱 효과적이다.

2 전면 45° 방향 자전거 발차기

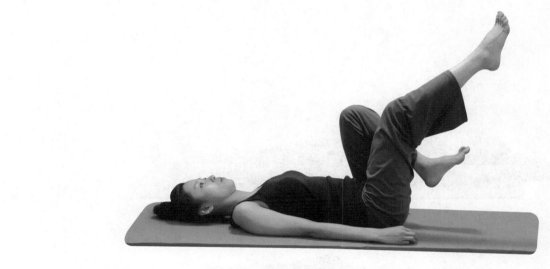

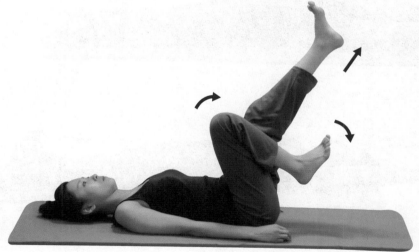

● 운동목적 : 허리, 골반 근육 이완

● 운동방법 : 무릎을 90°로 유지한 채 자전거 페달을 돌리듯이 45° 방향으로 양발을 교차하며 멀리 뻗어 찬다.

● 운동횟수 : 좌우 교대로 40회 반복한다.

● 주의사항 : 45° 방향으로 다리를 멀리 뻗어주는 느낌으로 천천히 실시한다.

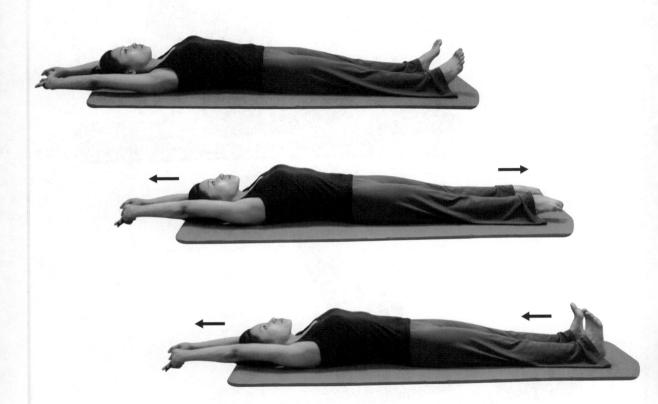

- ● 운동목적 : 전신 근육 늘여 주기
- ● 운동방법 : 몸에 힘을 빼고 팔을 뻗은 상태로 누워 팔과 다리를 최대한으로 길게 늘여 준다. 두 번째 동작에
　　　　　　선 발끝을 몸쪽으로 당겨 아킬레스건을 늘여 준다.
- ● 운동횟수 : 8~10초 동안 유지하고 3~5회 실시한다.
- ● 주의사항 : 허리에는 힘을 빼고 손과 발을 최대한 길게 늘여 준다.

4 누워 좌우로 구르기

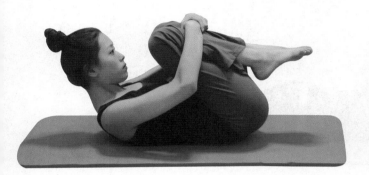

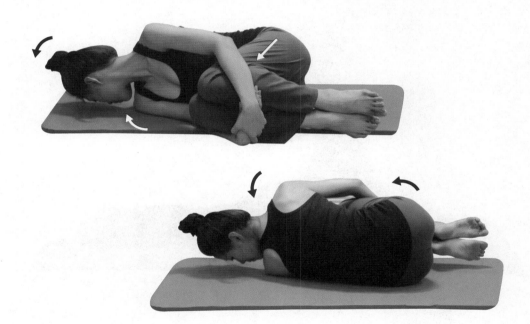

● 운동목적 : 허리, 목 척추 신전 및 이완

● 운동방법 : 양손으로 무릎을 잡고 좌우 방향으로 구르면서 목을 같은 진행방향으로 더 돌려, 뒤쪽 사물을 보려 노력한다. 이때 목, 허리 척추에 회전운동이 이루어지면 바람직하다.

● 운동횟수 : 좌우로 20회 이상 반복한다.

● 주의사항 : 몸에 힘을 빼고 천천히 실시하며 목이 진행방향으로 같이 움직이게 한다.

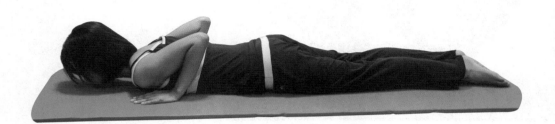

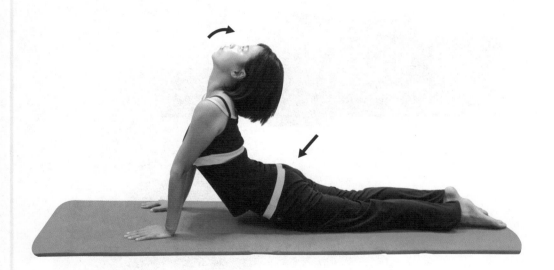

● 운동목적 : 가슴 전면 및 척추 신전

●운동방법 : 양팔을 어깨 아래 두고 엎드린 자세에서 상체를 밀어 올려 가슴과 척추를 신전시킨다.

● 운동횟수 : 정지자세로 8~10초간 유지하며, 3~5회 반복한다.

● 주의사항 : 상체를 젖힐때 몸에 힘을 빼고 서서히 호흡을 내쉬며 밀어 올린다.

6 몸통 당기기

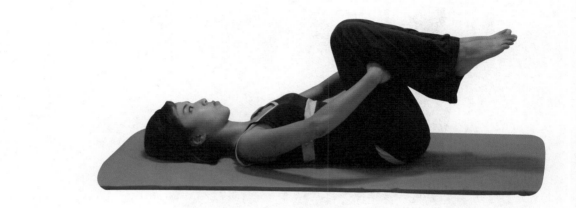

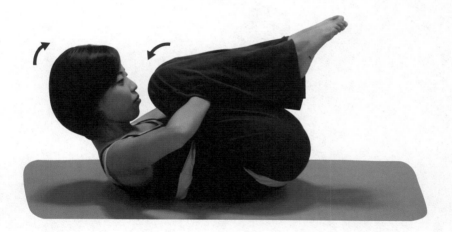

● 운동목적 : 허리 · 엉덩이 신전
● 운동방법 : 편안하게 누워 무릎안쪽 부위를 양손으로 잡아 가슴방향으로 잡아당긴다.
● 운동횟수 : 정지자세를 8~10초간 유지하며, 3~5회 반복한다.
● 주의사항 : 무릎을 당길때 몸에 힘을 빼고 숨을 내쉬며 실시한다.

7 앉아 허리 비틀어 늘여 주기

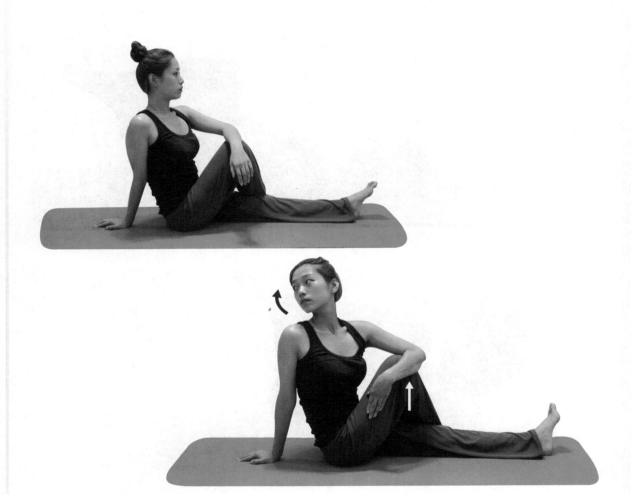

● 운동목적 : 허리 및 골반 측면 신전

● 운동방법 : 한쪽 무릎을 세워 무릎 반대쪽 팔꿈치로 잡아당긴다. 이때 상체와 머리는 당기는 무릎 반대 방향
　　　　　　으로 돌려 허리 측면을 신전시킨다.

● 운동횟수 : 8~10초 유지하며 3~5회 반복한다.

● 주의사항 : 허리에 힘을 빼고 호흡을 내쉬면서 천천히 늘여 준다.

8 전신 힘 빼고 이완하기

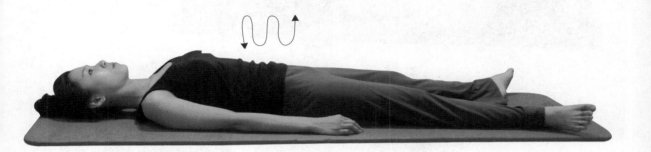

● 운동목적 : 전신 근육 이완

● 운동방법 : 바로 누워 몸을 가볍게 흔들어 전신 근육이 최대한 이완되게 한다.

● 운동횟수 : 이완상태로 3~5분 편안하게 휴식을 취한다.

● 주의사항 : 심리적으로 온몸에 힘을 빼고 있다고 생각하며 최대한 근육을 느슨하게 만든다.

02 목, 어깨 통증 예방 요가 스트레칭

1 목 허리 좌우 회전하기

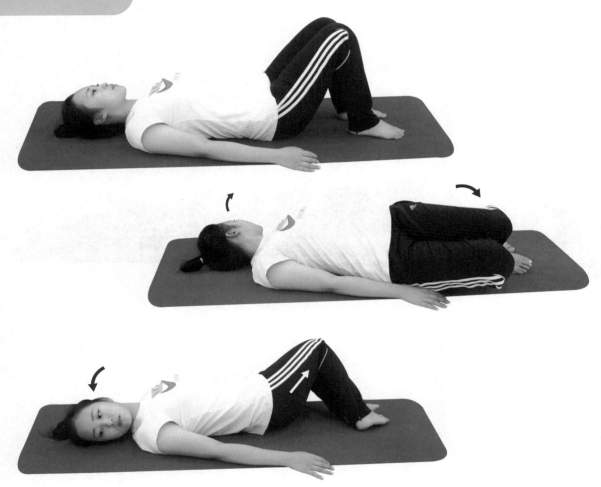

- 운동목적 : 목, 허리 근육 이완
- 운동방법 : 무릎을 모아 좌우를 비틀어 준다. 이때 머리는 반대 방향으로 젖혀 준다.
- 운동횟수 : 좌우 방향으로 20~30회 반복한다.
- 주의사항 : 몸에 힘을 빼고 실시하며 상체가 바닥에서 떨어지지 않도록 한다.

2 머리 당겨 올려 늘여 주기

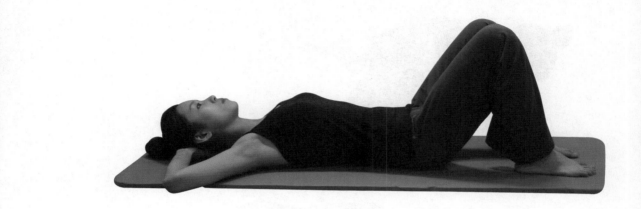

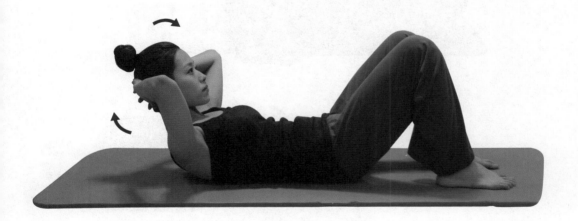

- 운동목적 : 목 뒤 근육 신전
- 운동방법 : 양손으로 각지를 껴서 머리를 당겨 올려 목 뒷면이 신전되게 한다.
- 운동횟수 : 정지자세를 8~10초 유지하고, 3~5회 반복한다.
- 주의사항 : 머리를 들어 올릴 때 숨을 내쉬며 목에 힘을 빼고 당긴자세를 유지한다.

3 누워 좌우로 구르기

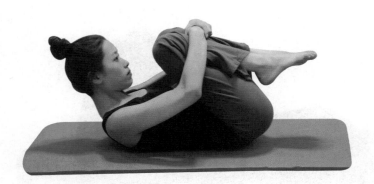

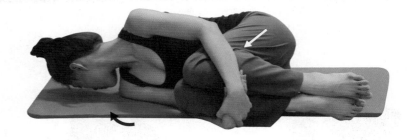

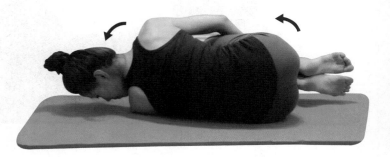

- 운동목적 : 허리, 목 척추 신전 및 이완
- 운동방법 : 양손으로 무릎을 잡고 좌우 방향으로 구르면서 목을 같은 진행방향으로 더 돌려, 뒤쪽 사물을 보려 노력한다. 이때 목, 허리 척추에 회전운동이 이루어지면 바람직하다.
- 운동횟수 : 좌우로 20회 이상 반복한다.
- 주의사항 : 몸에 힘을 빼고 천천히 실시하며 목이 진행방향으로 같이 움직이게 한다.

4 양팔과 상체 들어 올리기

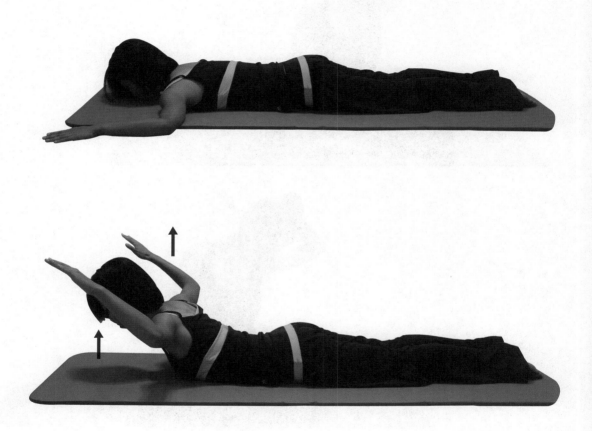

- 운동목적 : 목 뒤와 등 근육 강화
- 운동방법 : 엎드려 양팔과 상체를 동시에 들어 올려 정지했다가 내린다.
- 운동횟수 : 연속 동작으로 10-20회 이상 피로할 때까지 반복한다. 점차 익숙해지면 정지자세를 5~10초간 실시하고, 3~5회 반복한다.
- 주의사항 : 호흡을 내쉬며 상체를 일으키고 양팔꿈치는 높게 유지한다.

5 머리 숙여 45° 당겨 주기

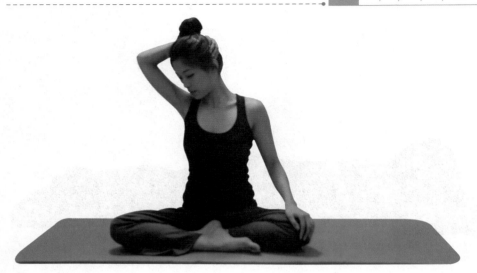

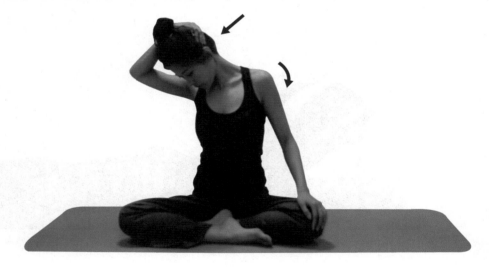

- 운동목적 : 목 뒤 측면 근육 신전
- 운동방법 : 45° 방향으로 고개를 숙인 자세에서 손으로 머리를 당겨 목 뒤 측면을 신전시킨다.
- 운동횟수 : 8~10초 유지동작을 좌우 교대로 실시하고, 전체적으로 3~5회 반복한다.
- 주의사항 : 머리만 숙인 자세에서 45° 방향을 유지한다. 신전 시 호흡을 내쉬고 목에 힘을 뺀다.

6 깍지 끼어 어깨 뒤로 젖히기

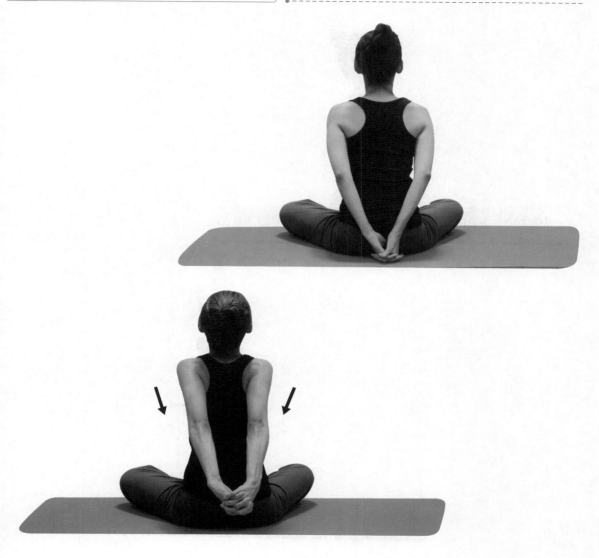

- 운동목적 : 가슴, 어깨 신전 및 승모근 이완
- 운동방법 : 등 뒤로 깍지를 끼고 어깨를 뒤로 젖혀 올리고 내린다.
- 운동횟수 : 20회 이상 반복하거나, 8~10초 유지하고 3~5회 반복 실시한다.
- 주의사항 : 상체를 세우고, 어깨가 뒤로 모아지는 느낌으로 몸에 힘을 빼고 실시한다.

7 양팔 위로 뻗어 주기

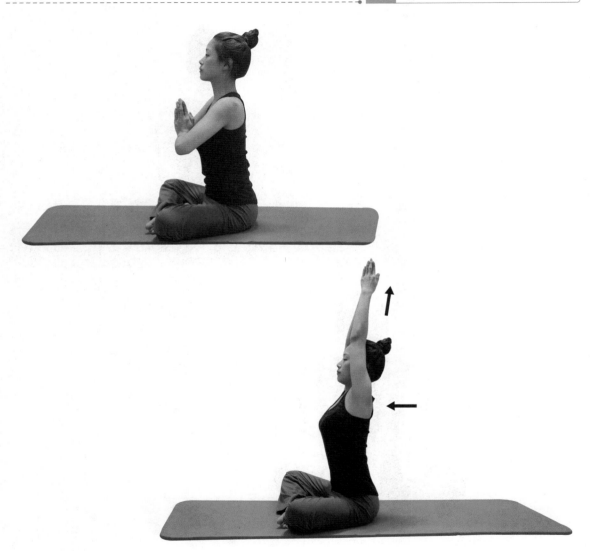

- 운동목적 : 어깨 아래 신전
- 운동방법 : 손바닥을 마주대고 머리 위쪽으로 올린다.

  최대한 몸이 신전되게 양팔을 귀 옆에 붙이도록 노력한다.
- 운동횟수 : 정지자세를 8~10초간 유지하며, 3~5회 반복한다.
- 주의사항 : 허리를 편 상태로 실시하고 고개를 너무 숙이거나 뒤로 넘어가지 않도록 한다.

8 목 젖혀 신전과 회전하기

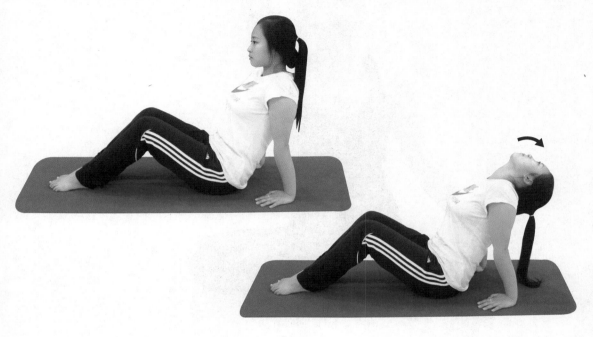

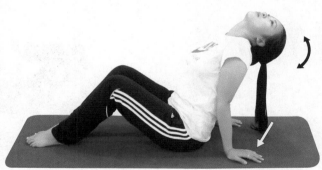

● 운동목적 : 목 앞면 신전 및 목 뒤 근육 압박 신전

● 운동방법 : 무릎을 세우고 앉아 머리를 뒤로 젖혀 목 앞 부위를 신전한다. 신전자세에서 목을 좌우로 천천히
5회 정도 돌려 이완한다.

● 운동횟수 : 신전자세는 8~10초간 유지하며, 3~5회 반복한다.

● 주의사항 : 무릎을 펴고 앉아도 좋으며 무릎을 굽히거나 손의 방향을 바꾸고 양팔 간격을 넓히면 뒷목에 자
극이 강해진다. 목 신전 시 호흡을 내쉬며 목에 힘을 빼고 편안히 실시한다.

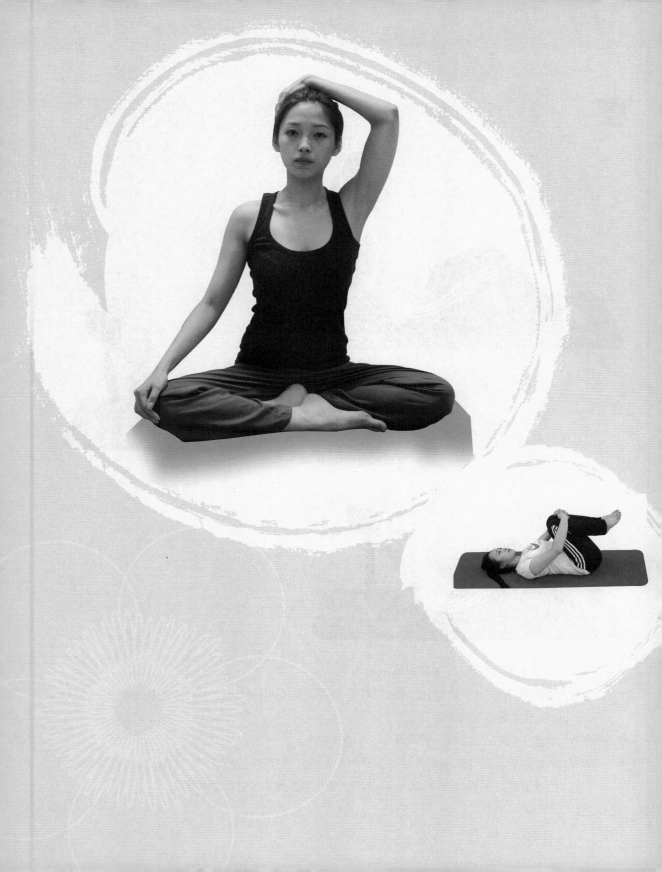

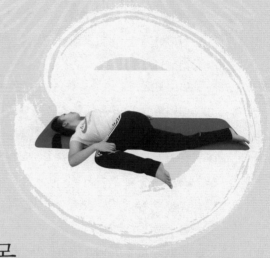

PART 6 :: 허리, 목
통증 예방
상황별 권장 자세와
주의 자세

TIP 요통 예방을 위한 생활 태도

- 배가 나오지 않게 체중조절을 하고 체격을 지탱할 수 있는 근육의 힘을 기른다.
- 평소 걷기, 달리기, 맨손 체조, 등산, 자전거타기, 수영 등을 통하여 기본체력을 단련한다. 특히, 걷는 것은 요통에 매우 유익하다.
- 침대는 쿠션이 있으면서 견고한 매트리스를 이용하는 것이 좋으며 나무로 만든 평상도 좋다.
- 담배 속의 니코틴은 뼈 속의 무기질을 감소시켜 허리뼈에 미세골절을 유발하며, 허리뼈의 혈액순환을 감소시켜 디스크로 가는 영양분을 줄어들게하며 조기 퇴행성 변화를 촉진하는 요통의 적이다.
- 긍정적인 사고방식과 즐거운 생활태도로 정신적 스트레스를 해소한다. 스트레스도 요통의 원인이 된다.
- 50분 이상 앉거나 오랫동안 똑같은 자세로 서 있는 것을 피하고 수시로 스트레칭을 실시한다. 또한 평소엔 쿠션이 있는 편안한 신발을 신는다.
- 스포츠 활동의 경우 운동 전에 스트레칭을 실시하고, 반드시 준비운동과 마무리 운동을 실시한다.
- 척추질환 환자는 살이 쪄서 배가 나오지 않도록 주의해야 하며, 특히 무거운 것을 드는 일은 절대 삼가야 한다.
- 척추 수술 후에는 재발을 방지하기 위해 반드시 자세교정운동을 포함한 재활운동을 실시해 주어야 한다.

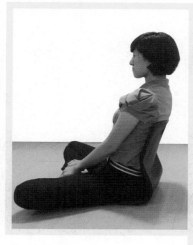

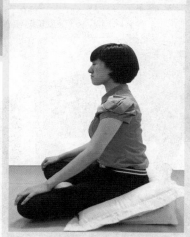

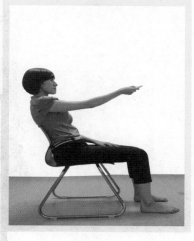

- 바둑을 두거나 신문구독 또는 TV를 시청할 때는 좌식의자나 쿠션을 이용하고 의자에 밀착하여 앉아 바른 자세를 유지한다.
- 의자는 요추곡선을 정확히 받쳐 주는 알맞은 의자를 선택해야 한다. 등받이가 S자 곡선을 가지고 있는 것이 좋고, 보통 의자의 경우 허리 뒤에 쿠션을 이용할 수 있다. 신문은 눈높이로 올리고 본다.
- 좌식의자가 없을 경우 방석이나 베개를 이용하여 엉덩이 부분을 높여 허리가 펴질 수 있는 자세로 앉는다.

2 식사나 차를 들 때

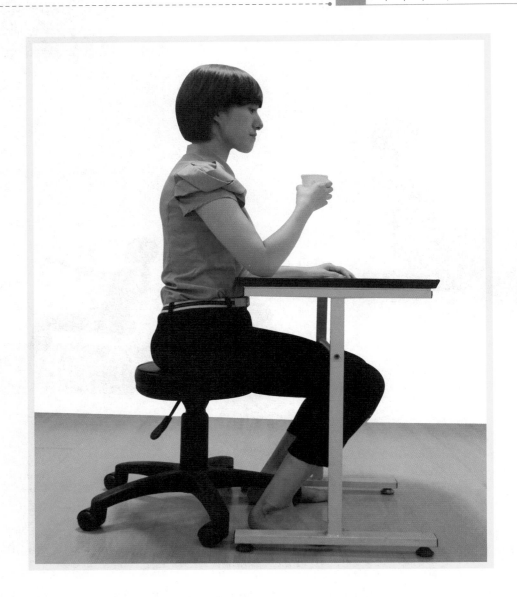

- 의자의 ⅓ 앞부분에 앉아, 등을 곧게 하고 식사나 차를 든다.
- 곧은 자세는 척추가 부담을 적게 받게 되어 소화기관에 장애를 주지 않고 바른 척추 기능을 유지시킬 수 있다.

3 의자에 앉아 공부할 때

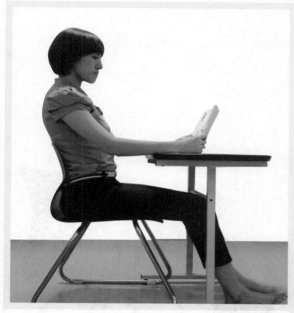

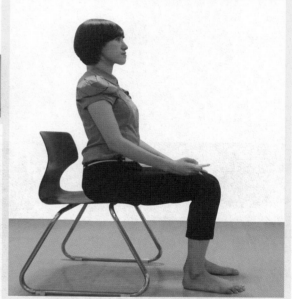

- 의자 등받이에 허리와 엉덩이를 밀착하여 앉거나 등받이에서 허리를 뗄 경우 허리를 곧게 세우고 앉는다.
- 책을 읽거나 일을 할 때 책이나 서류의 높이가 눈의 높이와 같거나 약간 낮은 선상에 놓이도록 하고, 경추의 과신전이나 과굴곡을 피한다.
- 책을 읽거나 공부할 때는 책을 세우거나 독서대를 사용하는 것이 좋다.

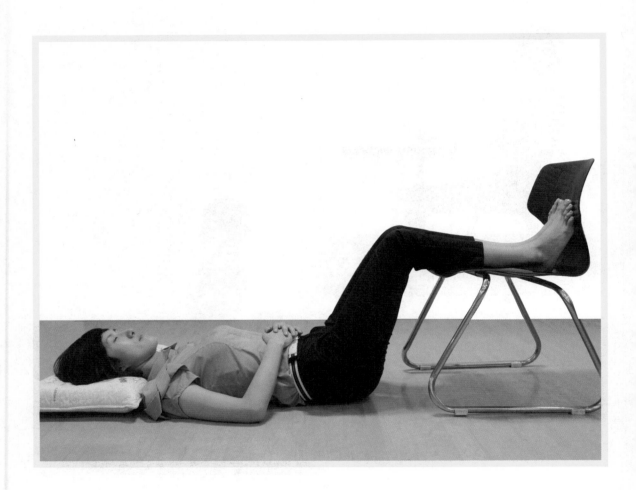

- 허리가 피곤하고 통증이 있을 때 다리의 위치를 높이고 허리를 이완시켜 등과 다리의 압력과 체중으로부터 통증을 경감시키는 자세로 휴식을 취한다.
- 척추에 긴장을 줄이기 위하여 높이가 낮고 편안한 베개를 머리에 두고 무릎 아래에는 높은 베개를 활용하여 휴식을 취한다.

5 물건을 들 때나 아기를 안아 올릴 때

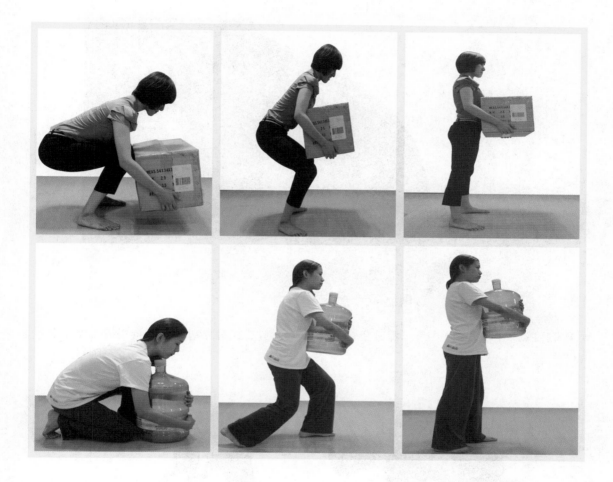

- 무거운 물건을 들 때는 무릎을 굽혀 거의 앉은 상태에서 물건을 몸 쪽으로 끌어당겨서 들어 올린다.
- 아이를 안아 올릴 때에도 무릎을 구부리거나 쪼그린 상태에서 아이를 몸 가까이에 붙인 후 무릎을 세우고 등을 곧게 하여 일어난다.

6 구부릴 때나 신발 끈을 묶을 때

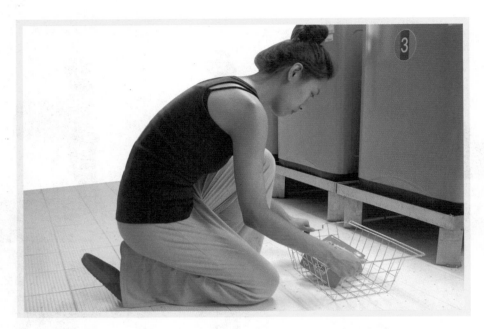

● 세탁물을 들어 올리거나 세탁기에 담을 때는 한쪽 발을 앞으로 하고 반대 무릎은 바닥에 대고 물건을 담는다.

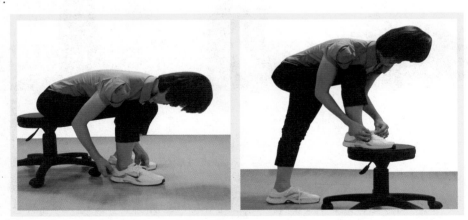

● 신발끈을 묶을 때는 허리가 긴장되지 않게 몸을 숙이거나 발을 의자나 발판 위에 올려놓고 신발 끈을 묶는다.

7 물건을 나를 때

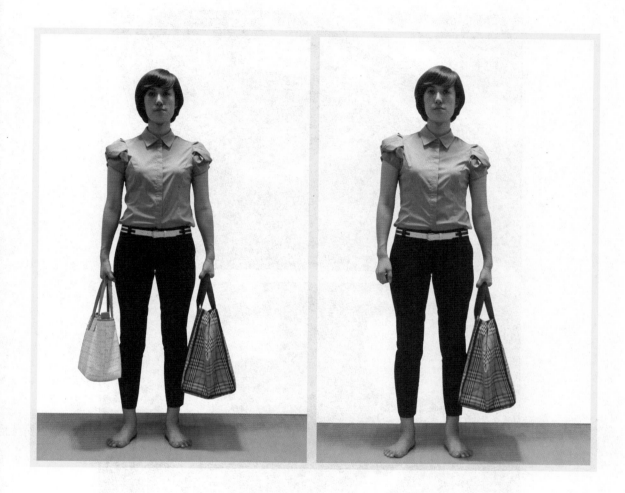

- 물건을 들거나 옮길 때는 좌우로 나눠서 들어야 신체의 균형이 잘 유지되어 허리가 손상되지 않는다.
- 큰 가방을 들 때는 양쪽 어깨를 바로 유지하고 가방을 오른쪽, 왼쪽으로 자주 교대하며 이동한다.
- 어깨에 메는 가방은 대각선으로 메고 한쪽 손으로 가방을 지지한다. 가능하면 양어깨에 메는 배낭을 이용하는 것이 좋다.

8 자동차 정면 또는 후진 운전할 때

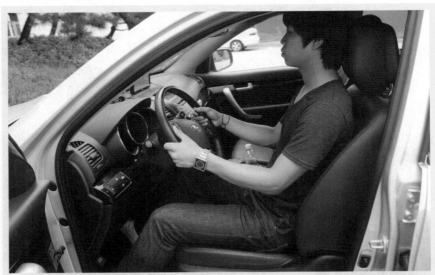

◀ 정면운전 자세

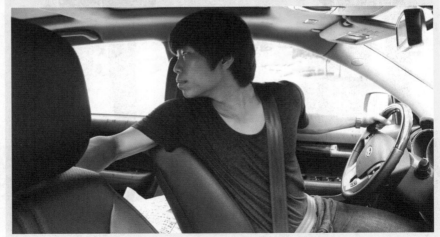

◀ 후진운전 자세

- 운전자 허리 뒤에는 작은 쿠션을 끼우고 운전자의 머리 높이에 맞게 머리 받침대를 조절하여 편안하게 앉는다.
- 운전자는 허리를 등받이에 밀착하도록 하고 운전자의 좌석과 페달 간격을 적절하고 편안하게 조절한다.
- 목의 과회전 방지를 위해 후진의 경우 고개만 돌리지 말고 몸통 전체를 돌려 운전한다.

9 부엌에서 설거지할 때

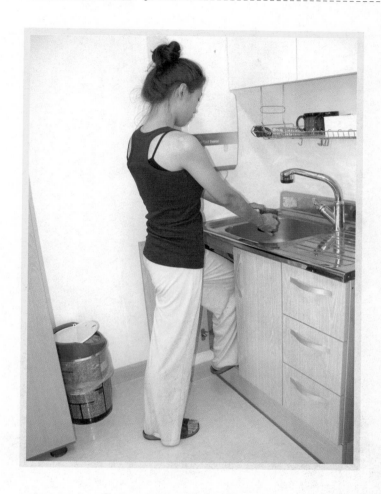

- 싱크대 문이 열릴 때는 등을 곧게 펴고 한쪽 발을 열린 싱크대 안에 올려놓는다.
- 발을 올려 놓을 턱이 없거나 문이 열리지 않을 경우에는 보조발판을 이용하고 이때 발은 틈틈이 교대해준다.
- 발판의 사용은 허리를 이완시켜주고 척추전만증을 줄여준다.

10 청소기로 집안 청소를 할 때

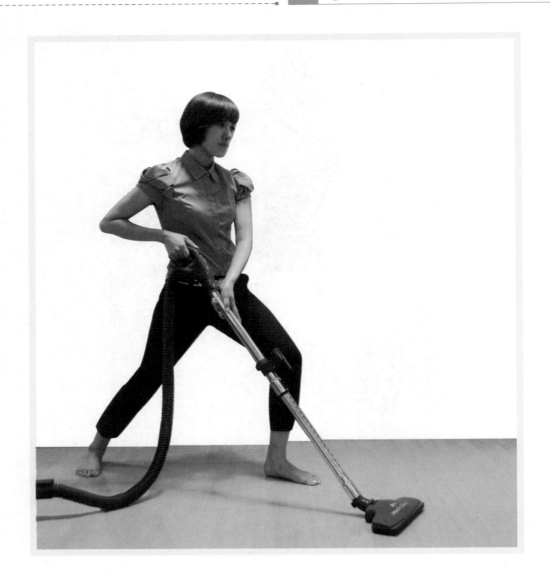

- 허리를 곧게 펴고 청소기를 사용한다.
- 한쪽 발을 앞으로 하고 양쪽 무릎을 구부려 척추를 곧게 유지한 채, 몸 전체를 앞 뒤로 이동하면서 청소를 실시한다.

1 바닥에 앉아 TV 볼 때

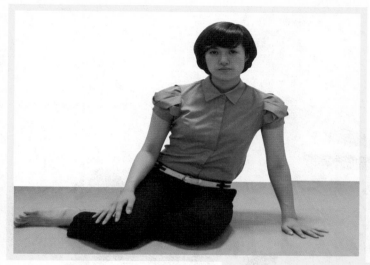

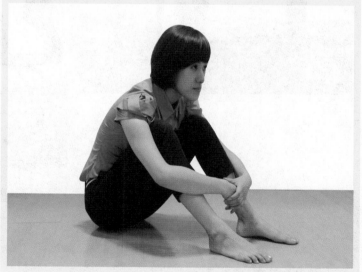

- 옆으로 앉을 경우, 골반이 비대칭이 될 수 있으며 척추 측면에 근단축이 생겨 통증을 유발한다.
- 앞으로 숙인 자세는 등세모근(승모근)이 긴장되는 나쁜 자세로 목 뒤 근육을 단축시켜 긴장시킨다.

2 등을 구부려 식사나 차를 들 때

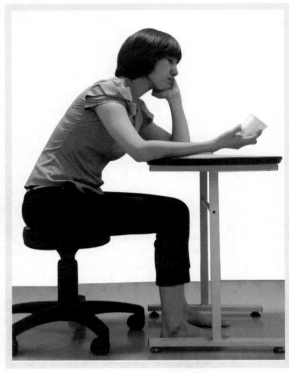

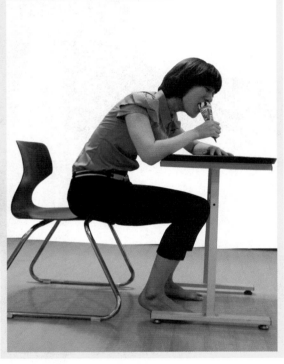

- 장시간 등을 둥그렇게 구부린 상태에서 고개를 숙여 대화나 식사를 할 경우 허리에 긴장성 근수축을 유발하며 요통이 발생된다.
- 의자가 너무 높으면 척추전만증을 증가시킨다.

3 의자에 비스듬히 앉을때

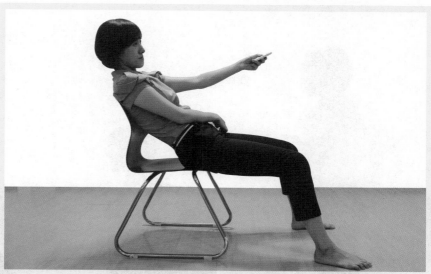

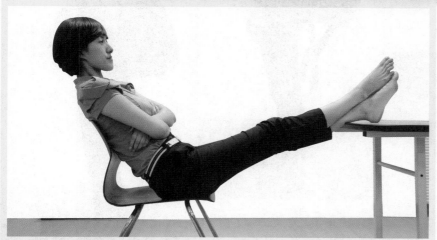

● 의자 끝 부분에 엉덩이를 걸쳐 앉거나 같은 자세로 책상 위에 다리를 올려놓는 자세는 허리근육을 과하게 긴장시킨다.

● 다리를 꼬고 앉거나, 엉덩이만 의자에 걸치고 앉으면 척추가 틀어지고 허리와 목에 긴장성 근육통을 일으킨다.

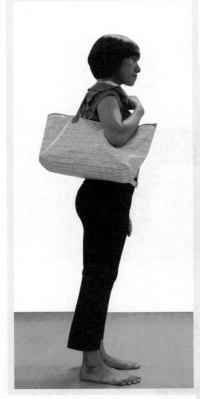
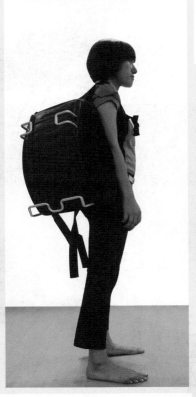
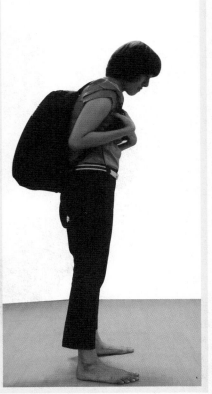

- 가방을 한쪽으로만 장시간 멜 경우 지속적인 단축성 긴장으로 어깨의 높이가 서로 달라져 측면 허리에 압박이 가해지고 척추불균형을 유발한다.
- 부득이하게 무거운 가방이나 핸드백을 멜 경우 좌우 교대로 메는 것이 좋으며 양어깨에 메는 가방을 사용하는 것이 바람직하다.

5 무릎을 편 상태로 물건을 들어 올릴 때

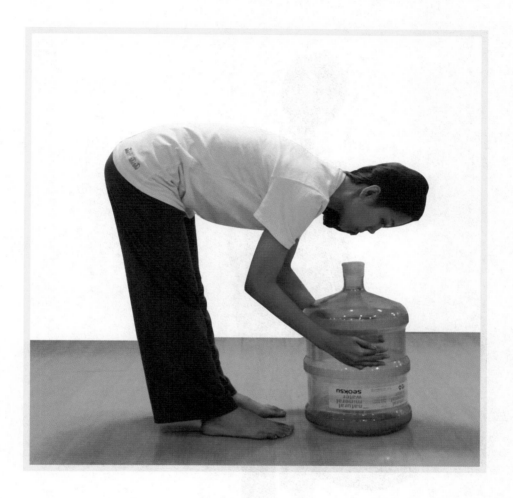

- 무릎을 곧게 펴고 등을 구부려서 팔 힘만으로 무거운 물체를 들어 올리려고 할 경우 순간적으로 허리에 과다한 압박을 가져와 급성 요통 염좌를 일으키는 경우가 대단히 많다.
- 자동차 트렁크에서 무거운 짐을 꺼낼 경우에도 과도한 압박으로 급성 요통 염좌가 발생할 수 있다.

6 쇼핑 가방을 나를 때

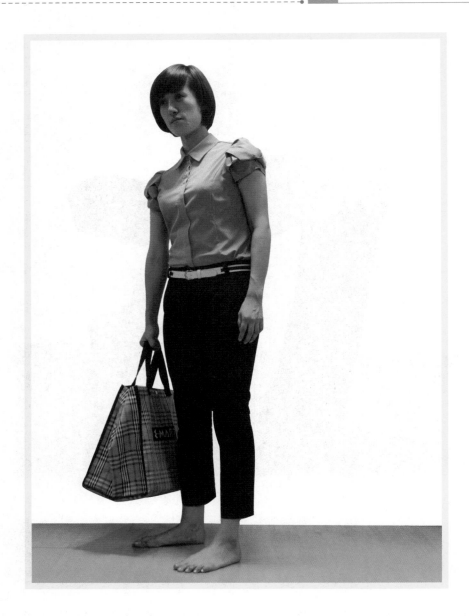

- 한쪽으로 무거운 가방을 들고 나를 때 척추의 좌우 불균형을 초래하여 허리 통증을 유발시킨다.
- 들고 있는 가방을 틈틈이 좌우 교대로 바꾸어 주는 것이 좋다.

7 허리 굽혀 청소할 때

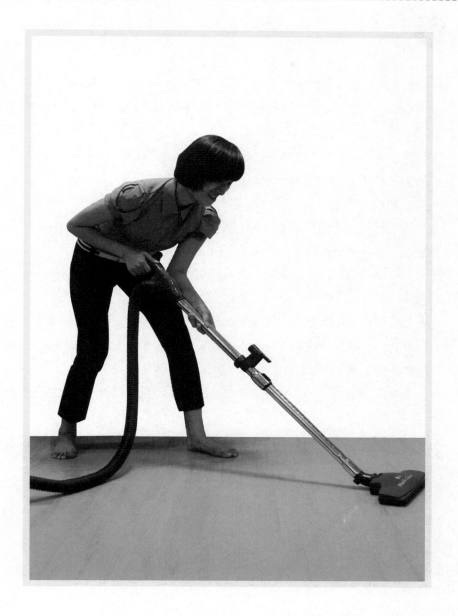

● 양쪽 무릎을 곧게 펴고 등을 구부린 상태로 청소를 할 경우 추간판과 척추세움근 허리에 압박과 긴장
을 유발시켜 근육통을 발생시킨다.

TIP 목 통증 예방을 위한 생활 태도

- 평소 스마트폰이나 컴퓨터 앞에서 많은 시간 근무하는 사람은 손목에 무리가 가지 않도록 틈틈이 쉬어 주어야 한다. 쉬는 동안 의자를 이용하거나 일어서서 고개를 젖혀 주고 등을 펴주도록 한다.
- 손목은 자주 주물러 주고, 앞뒤, 좌우로 스트레칭을 해주거나 돌려준다.
- 목 베개를 베고 자는 습관을 길러 목뼈의 정상적인 곡선을 유지시켜 준다.
- 머리 베개없이 옆으로 누워 자는 습관은 좋지 않다. 척추가 일직선이 되게 적당한 높이의 베개를 이용한다.
- 높은 베개나 쿠션을 베고 누워서 TV를 보는 자세는 금물이다.
- 세수를 하거나 머리를 감을 때는 고개를 숙이는 대신 허리를 숙여 실시하는 것이 좋다.
- 운전할 때는 고개가 앞으로 나오지 않도록 목 받침대에 뒷머리를 대고 운전한다.
- 지하철이나 버스 안에서는 엉덩이를 의자에 바짝 붙이고 앉는다. 상체는 세워서 등받이에 밀착하고 뒷머리도 창이나 등받이에 댄다.
- 30분간 고개를 숙이고 있었다면 30분간은 고개를 뒤로 젖혀주는 보완 운동을 해준다.

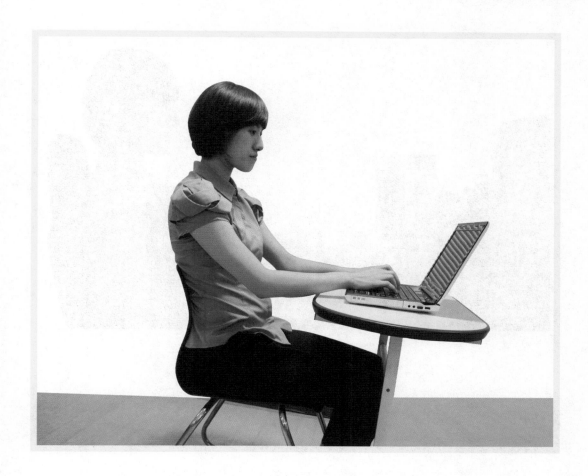

- 바른 목 자세는 목을 앞으로 빼지 않고 척추와 가능한 한 일직선이 되게 유지한다. 허리를 펴고 머리는
  몸통의 중심에 오도록 한다.
- 쿠션이 적은 의자가 좋으며 의자는 책상 앞으로 끌어당겨 앉고, 상체가 펴지도록 등받이에 기댄다.

2 컴퓨터 작업할 때

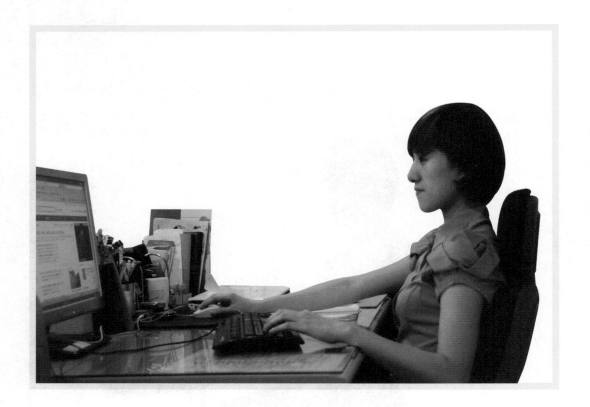

- 엉덩이를 의자 깊숙이 밀착하고 등은 곧게 편 상태로 등받이에 기댄다.
- 컴퓨터 모니터를 정면으로 마주보고 화면 높이가 눈높이보다 15~20cm 정도 아래에 오도록 한다.
- 키보드는 책상의 중앙에 두고, 손목만이 아니라 팔 전체를 책상에 올려놓고 작업한다. 컴퓨터용 팔걸이를 사용할 수도 있다.

3 자동차 후진 운전할 때

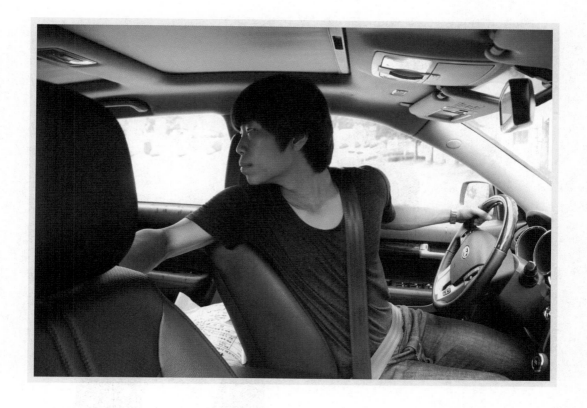

- 후진 운전의 경우 목만 돌려 후방을 직시하기보다 어깨 전체와 몸통을 동시에 돌려 후방을 보면서 운전을 하도록 한다.
- 핸들을 잡지 않은 반대편 손은 조수석 의자 뒤쪽을 잡고 몸통을 지지한다.

4 쇼핑몰 계산대에서 몸을 돌릴 때

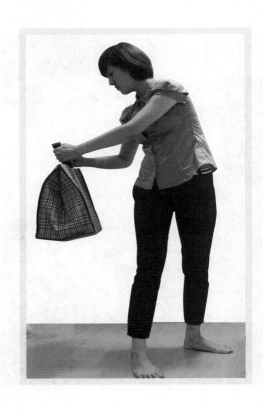

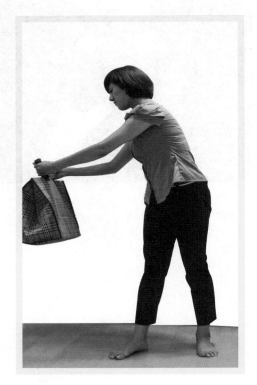

● 물건을 들어 몸을 돌릴 때는 허리만 비틀지 말고 어깨부터 엉치까지 몸통 전체를 돌려 물체를 이동시킨다.

● 무거운 물건을 들고 척추를 비틀 경우 근염좌가 발생할 가능성이 대단히 높다.

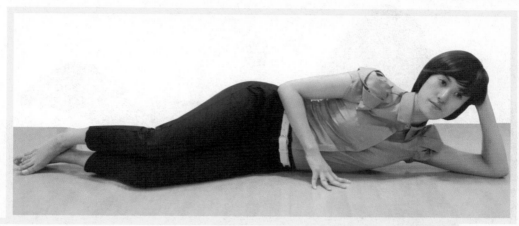

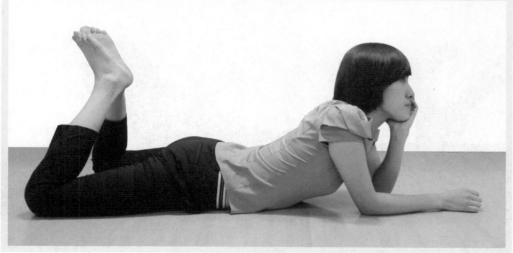

- TV를 시청할 경우 남자들이 흔히 취하는 자세이다. 이때 한쪽 어깨올림근이 짧아지고 근긴장을 초래하며 반대측 어깨올림근이 늘어나서 탄력을 잃을 수 있다.
- 목이 옆으로 기울면 보상적으로 중심을 잡기 위하여 흉추와 골반이 틀어진다.

2 책 읽거나 누워 스마트폰 사용할 때

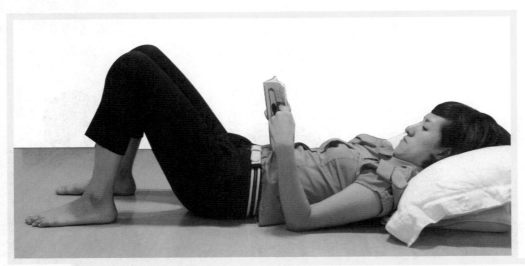

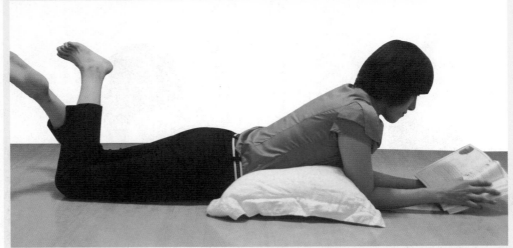

- 높은 베개에 머리를 장시간 유지할 경우 목 뒤 척추와 근육을 과신전시켜 통증을 유발한다.
- 장시간 엎드린 독서 자세는 전방으로 밀려나온 목과 머리 근육을 긴장시키고 어깨올림근에 지속적인 근긴장을 초래 통증을 유발할 수 있다.

3 반쯤 누워 TV 시청할 때

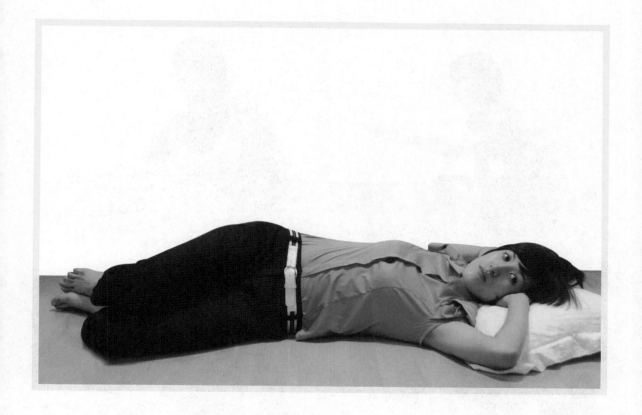

- 비틀어 누운 자세는 척추에 비틀림을 유발하고 목과 어깨에는 근긴장을 유발시킨다.
- 위 사진과 같은 자세로 TV를 시청할 경우에는 틈틈히 반대 방향으로 자세를 바꾸어 시청하는 것이 바람직하다.

4 바닥에 앉아 TV, 신문을 볼 때

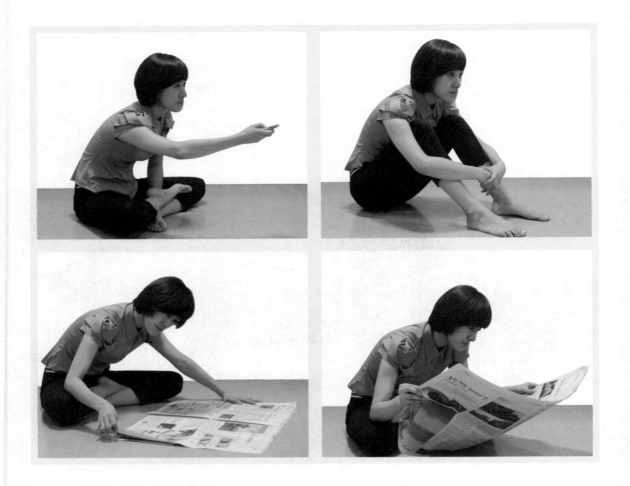

- TV 시청, 신문 구독, 바둑 시합 중에 흔히 볼 수 있는 자세들로 머리가 앞으로 나와 목 근육에 긴장을 유발한다.
- 어린이들이 TV를 볼 때 높이 올려다 보면 목에 근긴장이 크게 유발된다.

5 의자나 소파에 앉아 TV 볼 때나 턱을 괴고 있을 때

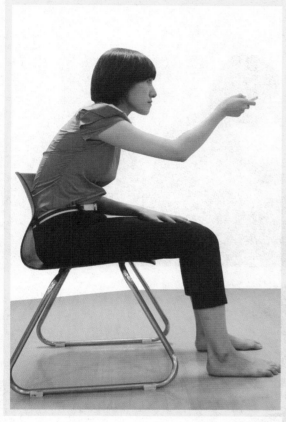
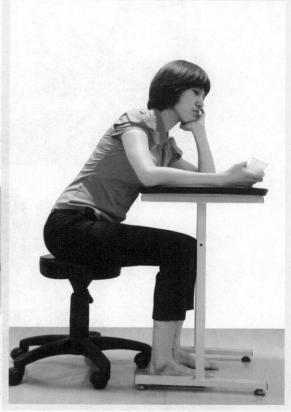

- 목 뒤 근육이 단축되고 흉쇄유돌근이 늘어나는 나쁜 자세이다. 턱을 괴고 있는 습관은 목 근육을 단축
  시키기 때문에 머리를 앞으로 숙이려고 할 때 머리 뒤쪽이 당기게 된다.
- 양측 어깨올림근이 짧아진 상태를 유지하기 때문에 목과 머리 뒤 근육이 긴장된다.

6 컴퓨터 작업이나 스마트폰 사용할 때

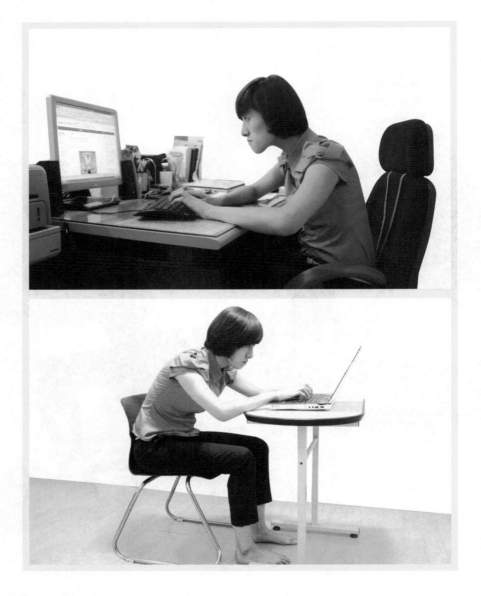

- 업무에 열중해 자기도 모르게 취하는 자세로 목을 앞으로 움츠리면 허리와 목 후두 근육에 단축이 발생하여 근통증을 유발한다.
- 목과 허리를 세우고 틈틈히 어깨를 뒤로 젖혀 주도록 한다.

7 엎드려 업무를 보거나 공부할 때

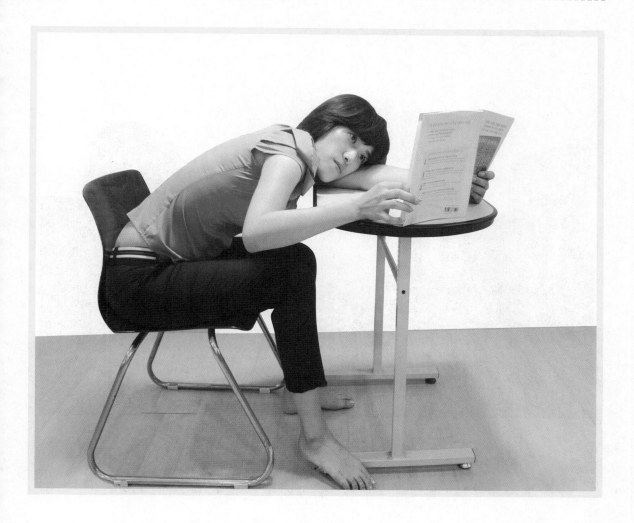

● 측면 척추세움근과 머리 뒤쪽 근육이 늘어나는 좋지 않은 자세이다.
● 위의 자세를 장시간 유지할 경우 관련 근육들이 늘어나 탄력을 잃게 되고 근수축력이 약화된다.

8 어깨로 전화 받을 때

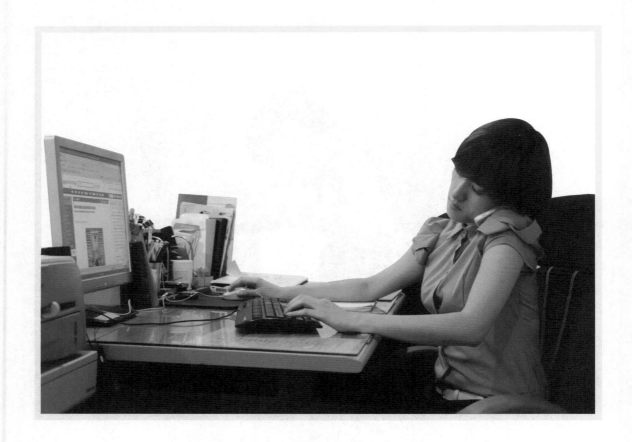

- 어깨로 전화를 받게 되면 목이 측면으로 기울어지고 뒤로 회전되면서 보상적으로 중심을 잡기 위하여 흉추, 골반이 틀어진다.
- 승모근과 목 뒤쪽 측면 근육이 단축되고, 지속적일 경우 경추 측만증을 유발한다.

9 후진 운전 중 목만 돌릴 때

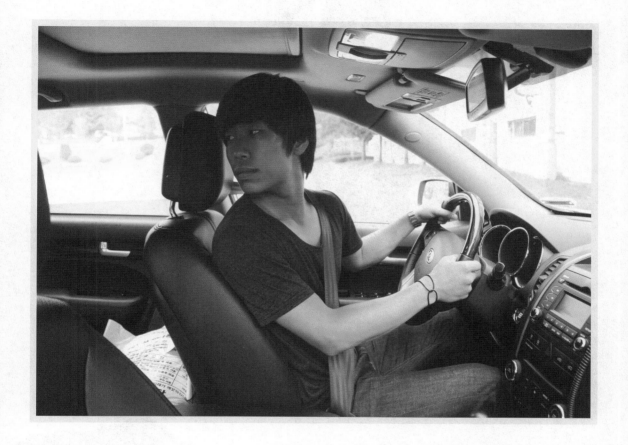

- 후진 운전 중 목만 돌릴 경우 목 디스크 증상을 겪는 경우가 의외로 많다. 특히 장시간 긴장된 상태에서 운전을 하다가 좌우 또는 뒤로 고개를 돌리게 되면 목 디스크에 무리가 가는 경우가 많이 발생한다.
- 장시간 운전할 경우 목뼈에 부담을 줄 수 있고, 과속 방지턱을 통과할 때, 비포장도로를 달릴 때, 후진할 때, 모두 목 디스크에 심각한 충격을 줄 수 있어 조심해야 한다.

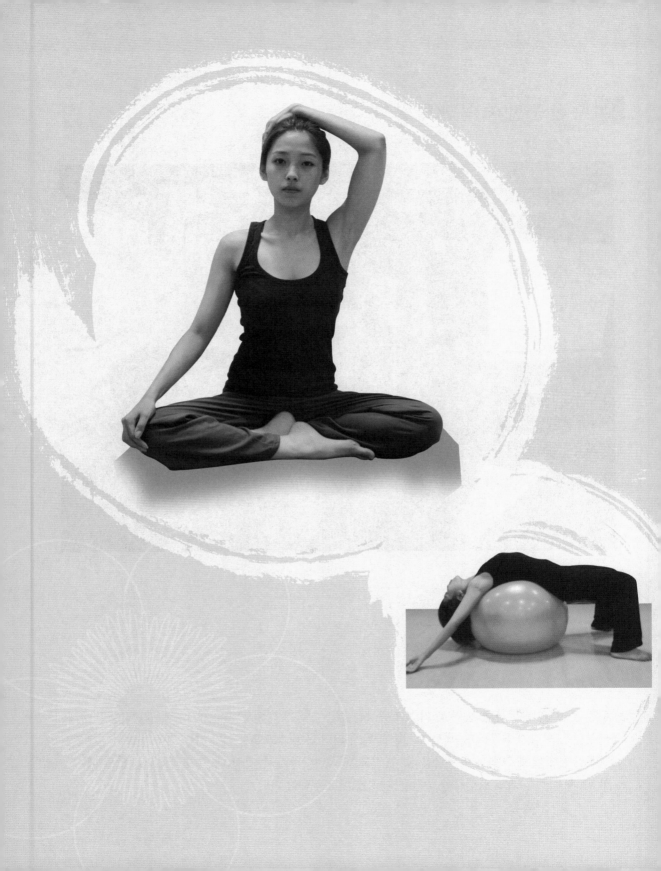

PART 7 :: 허리, 목
보호
테이핑 방법

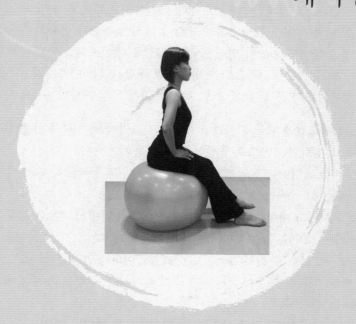

발란스테이핑 특성과 사용방법 1

발란스테이핑은 근육과 관절을 보호하는 자연치유 요법으로 경제적이며 누구나 쉽고 안전하게 사용할 수 있는 테이핑요법이다. 근육의 신축성과 유사한 기능을 가진 발란스테이프를 통증이 있는 부위나 뭉친 근육 위에 붙여 피부와 근육의 공간을 늘려 혈액과 림프액, 관절 윤활액의 순환을 증가시켜 통증을 완화시킨다. 특히 급성, 만성 허리, 목 통증 환자들에게 효과가 좋다. 발란스테이핑은 신축성이 좋아 테이핑을 하고 있는 동안 효과가 지속적이며 수축력이 떨어진 근육의 기능을 도와주고, 뭉치거나 경직된 피부를 늘려줌으로써 근 이완 효과를 얻을 수 있다는 점이다. 일반적으로 테이프를 붙이고 48시간 후에는 단순한 통증완화뿐 아니라 근막의 틀어짐을 바로잡고, 손상된 근육 회복과 재생을 도와주는 효과를 낸다. 또한 운동선수들처럼 운동을 해야 하지만 통증과 근육의 수축력이 떨어져 운동동작이 어려울 때 테이핑을 붙이면 기능이 떨어진 근육 역할을 테이프의 신축력이 보조를 해줘 운동과 움직임이 가능해진다. 재활훈련 때 테이핑요법을 병행하면 재활기간을 단축시킬 수 있으며, 농어촌 도서지방, 산업근로현장, 재활치료(전문병원) 및 스포츠 현장, 가정의 필수 상비용품으로 사용될 수 있다.

- 테이프는 신체조건에 따라 붙이는 근육길이와 크기에 맞게 잘라 사용하며 피부에 잘 붙게 하기 위해 테이핑 후 테이프 위를 손으로 문질러 준다.
- 테이핑은 몸을 움직이는 동작에서 통증이 있을 때 그 동작근육 위에 테이핑한다. 동작 없이 통증이 명확한 부위는 그 근육과 관절부위에 테이핑한다.
- 근육을 신전시키고 테이프는 늘리지 않은 상태에서 가볍게 피부에 얹듯이 붙이며 제거할 때는 체모가 누운 방향으로 피부를 누르면서 천천히 떼어 낸다.
- 테이핑을 2~3일 붙인 후 피부 휴식기를 갖고 통증이나 불편감이 남아 있으면 반복해서 테이핑한다.
- 사용 중 발진, 가려움증 등이 나타나면 즉시 떼어 내도록 하고 목 주위에 과다한 테이핑의 경우 약간의 졸음이 올 수도 있다.
- 테이핑 상태에서 샤워할 경우 샤워 후 잘 말려주도록 한다.
- 테이프를 종이에 분리하는 방법은 그림1에서 보는 바와 같이 길이 방향의 변을 둥글게 타원으로 만들어 엄지손으로 말아 당기면 된다.

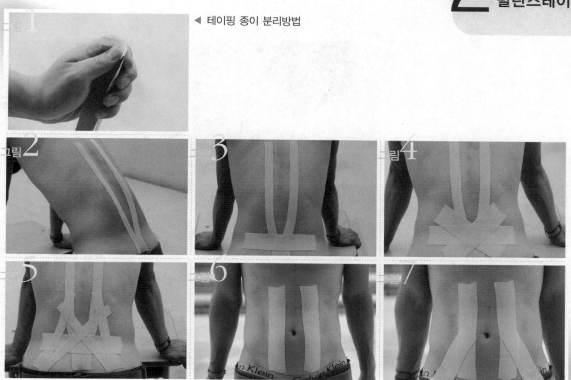

◀ 테이핑 종이 분리방법

- 허리를 펼 때 통증이 발생하는 경우 : 허리를 숙여 등을 늘린 자세에서 그림 2, 3번에서 보는 바와 같이 폭 5cm 긴 테이프를 절반 정도 가운데를 가위로 자르고 꼬리뼈 부근에 테이프를 붙이고 척추세움근 양옆을 따라 위로 붙인다. 아랫부분에 테이프를 가로로 덧붙여 고정시킨다.

- 허리 디스크로 인해 통증이 발생하는 경우 : 허리를 늘린 자세에서 그림 4번에서 보는 바와 같이 길이 25cm, 폭 5cm 테이프를 준비하고 그림 3번과 동일하게 붙인 후, 나머지는 X자 형태로 통증이 있는 부위에 정확히 대칭을 그리며 붙인다.

- 급성 허리 통증이 발생하는 경우 : 허리염좌로 움직일 수 없을 때에는 허리를 늘린 자세에서 그림 5번과 같이 척추세움근을 따라 두 갈래로 테이프를 붙이고 요추 4, 5번을 가로로 엉덩이 부분에서 위로 보강 테이프를 붙여 마무리를 해준다.

- 허리를 굽힐 때 통증이 발생하는 경우 : 허리를 늘린 자세에서 그림 6, 7번과 같이 폭 5cm, 길이 30cm 정도의 테이프를 배꼽 좌우 세로로 평행하게 붙인 이후 배꼽 양옆에 대각선으로 대칭하게 붙여준다.

목과 어깨 보호 발란스테이핑 방법 03

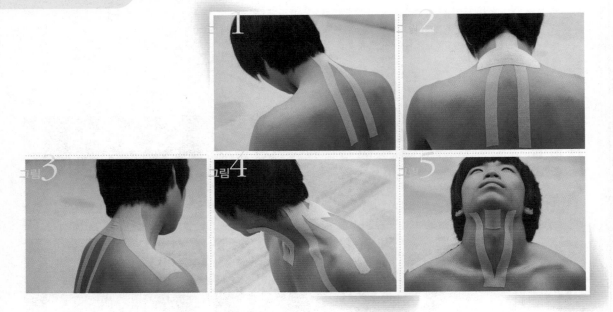

- 목을 뒤로 젖힐 때 통증이 발생하는 경우 : 그림1 에서 보는 바와 같이 목을 앞으로 숙여 늘린 상태에서 Y 자형 테이프를 후두골 시작 부위부터 흉추 3번 척추뼈 좌우로 붙인다. 그림 2와 같이 통증이 있는 부위 에 일자형 테이프를 가로로 붙인다.
- 목과 어깨결림이 발생하는 경우: 그림 1, 2번과 동일하게 붙여 주고 그림 3과 같이 목을 반대 방향으로 숙 여 늘린 자세에서 일자형테이프를 목에서 시작하여 어깨까지 길게 붙여 준다.
- 목을 좌우로 움직일 때 통증이 발생하는 경우: 그림 3과 같이 목을 반대 방향으로 숙여 늘린 자세에서 일자 형 테이프를 목 상단에서 시작하여 어깨까지 길게 붙인 다음, 그림4와 같이 Y자형 테이프를 유양돌기 에서 시작하여 쇄골뼈 앞, 뒤에 붙여 준다.
- 목을 앞으로 숙일 때 통증이 발생하는 경우: 그림 5와 같이 일자형 테이프를 하악골 턱 아래 부위에 가로로 붙여 주고 Y자형 테이프를 흉골 부위에서 시작 하악골 좌우에 나누어 붙인다.

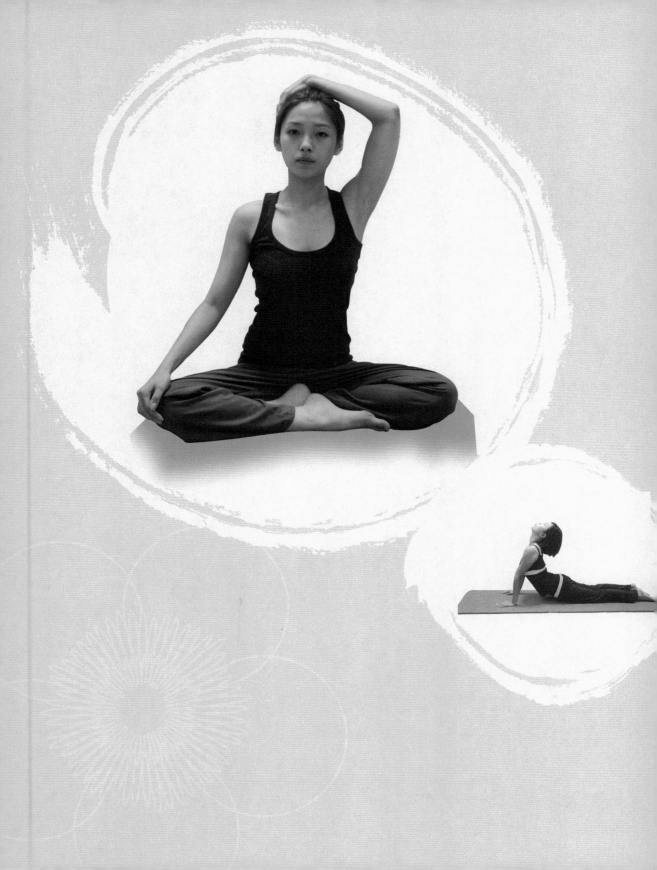

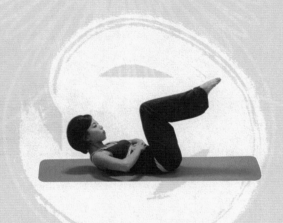

PART 8 :: 바른 자세를 위한
체형교정운동

바른 자세를
위한
체형교정운동

01

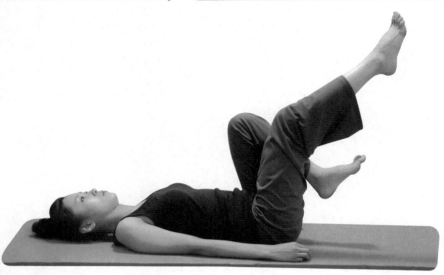

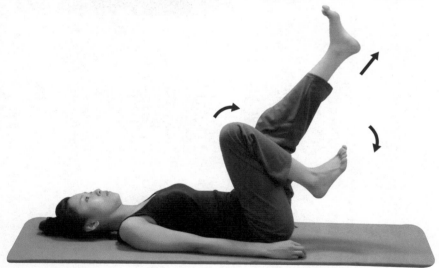

- ● 운동목적 : 허리, 골반 근육 이완
- ● 운동방법 : 무릎을 90°로 유지한 채 자전거 페달을 돌려주듯이 45° 방향으로 양발을 교차하며 멀리 뻗어 찬다.
- ● 운동횟수 : 좌우 교대로 40회 반복한다.
- ● 주의사항 : 45° 방향으로 다리를 멀리 뻗어주는 느낌으로 천천히 실시한다.

2 전신 늘여 주기

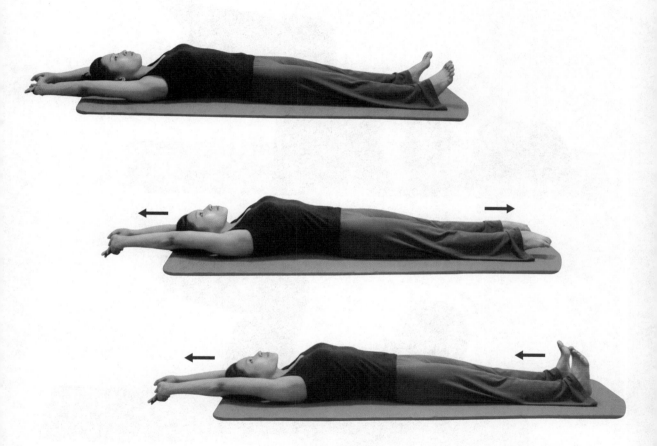

- 운동목적 : 전신 근육 늘여 주기
- 운동방법 : 몸에 힘을 빼고 팔을 뻗은 상태로 누워 팔과 다리를 최대한으로 길게 늘여 준다. 두 번째 동작에 서 발끝을 몸쪽으로 당겨 아킬레스건을 늘여 준다.
- 운동횟수 : 8~10초 동안 유지하고 3~5회 실시한다.
- 주의사항 : 허리에는 힘을 빼고 손과 발을 최대한 길게 늘여 준다.

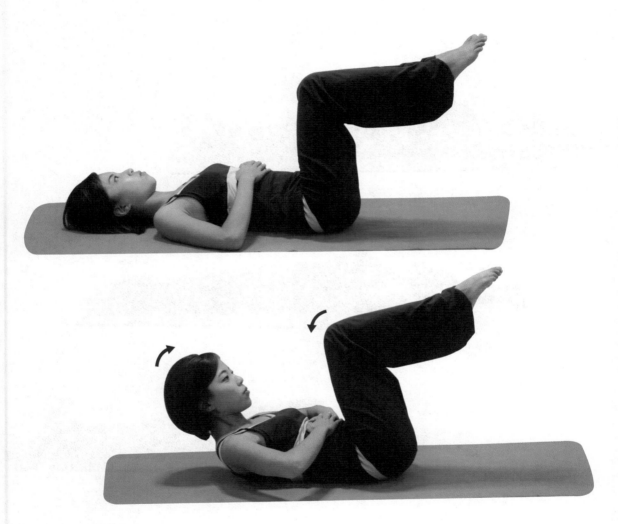

- 운동목적 : 복부 근육 강화
- 운동방법 : 무릎을 들어 발이 지면과 평행이 되도록 하고, 하복부에 힘을 주며 얼굴과 무릎을 가까이하여 복근이 수축되게 한다.
- 운동횟수 : 정지자세로 5~10초 유지하고, 전체적으로 3~5회 반복한다. 또는 정지 동작 없이 20~30회 이상 피로감을 느낄때까지 반복 실시한다.
- 주의사항 : 무릎을 끌어당길 때 숨을 내쉬고 복부에 긴장감이 생기게 한다.

4 허리 젖히기

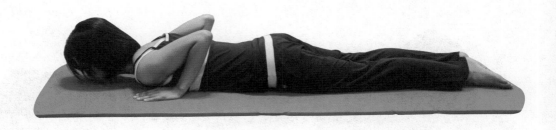

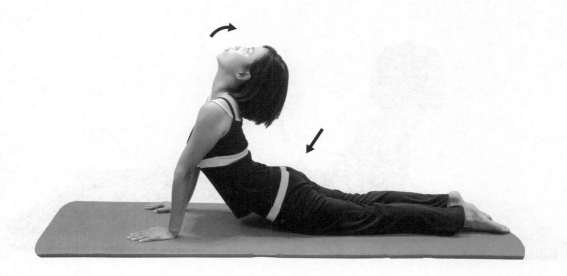

● 운동목적 : 가슴 전면 및 척추 신전

● 운동방법 : 어깨 아래 양팔을 두고 엎드린 자세에서 상체를 밀어 올려 가슴과 척추를 신전시킨다.

● 운동횟수 : 정지자세로 8~10초간 유지하며, 3~5회 반복한다.

● 주의사항 : 상체를 젖힐 때 몸에 힘을 빼고 서서히 호흡을 내쉬며 밀어 올린다.

5 상체 일으키기

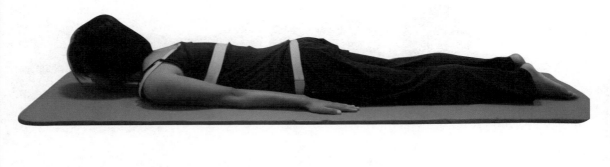

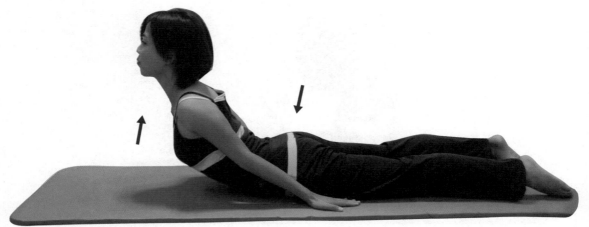

- 운동목적 : 등, 허리 강화
- 운동방법 : 손바닥을 지면으로 하고 머리와 상체를 들어 등, 허리 근육을 수축시킨다.
- 운동횟수 : 10~20회이상 피로할 때까지 반복 실시하거나, 5~10초 정지 자세를 유지하며, 3~5회 반복한다.
- 주의사항 : 상체를 들 때 호흡을 내쉬며 반동 없이 천천히 실시한다.

6 몸통 당기기

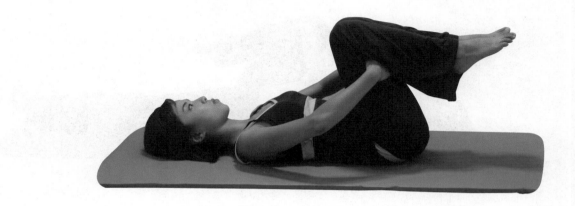

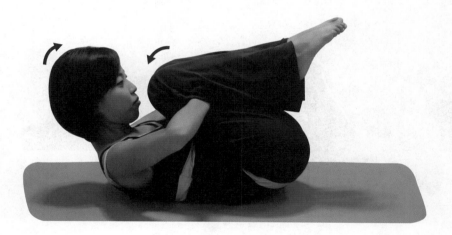

- 운동목적 : 허리 · 엉덩이 신전
- 운동방법 : 편안하게 누워 무릎안쪽 부위를 양손으로 잡아 가슴방향으로 잡아당긴다.
- 운동횟수 : 정지자세를 8~10초간 유지하며, 3~5회 반복한다.
- 주의사항 : 무릎을 당길때 몸에 힘을 빼고 숨을 내쉬며 실시한다.

7 허리 측면 스트레칭

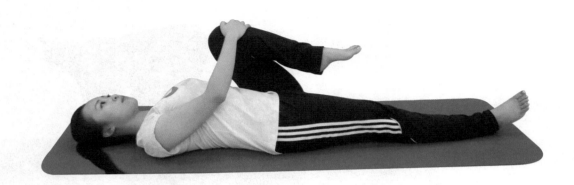

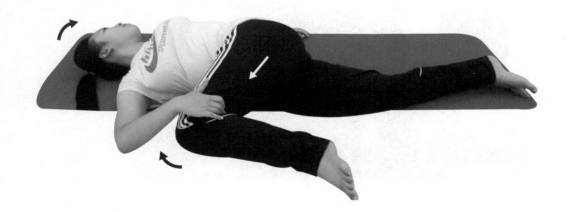

● 운동목적 : 허리 측면 신전

● 운동방법 : 한쪽 무릎을 세우고 반대 손으로 무릎을 잡아 측면으로 당겨 허리를 비틀어 신전시킨다. 이때 머리는 반대 방향으로 젖혀 준다.

● 운동횟수 : 정지자세로 8~10초 유지하고, 다리를 교대하며 3~5회 반복한다.

● 주의사항 : 허리 부분이 약간 뒤로 나온 자세에서 몸에 힘을 빼고 무릎을 가슴 가까이 당기면 더욱 효과적이다.

8 몸통 좌우 회전 운동

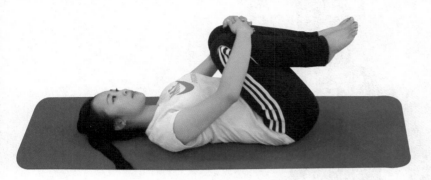

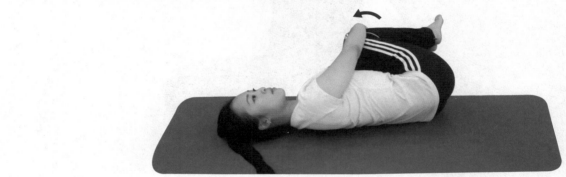

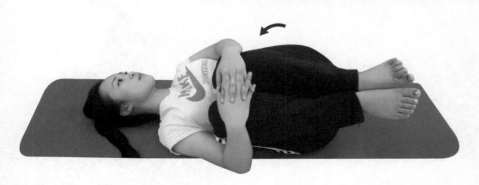

- 운동목적 : 허리 전신 근육 이완
- 운동방법 : 양쪽 무릎을 잡고 가슴 쪽으로 당긴 상태에서 가볍게 좌우로 굴러 허리를 이완시켜준다. 무릎 아랫부분을 잡아도 무방하다.
- 운동횟수 : 20~30회 이상 좌우로 반복 실시한다.
- 주의사항 : 몸에 힘을 빼고 실시하며 한쪽으로 지나치게 기울이지 않도록 하고 머리는 항상 바닥에 고정한다.

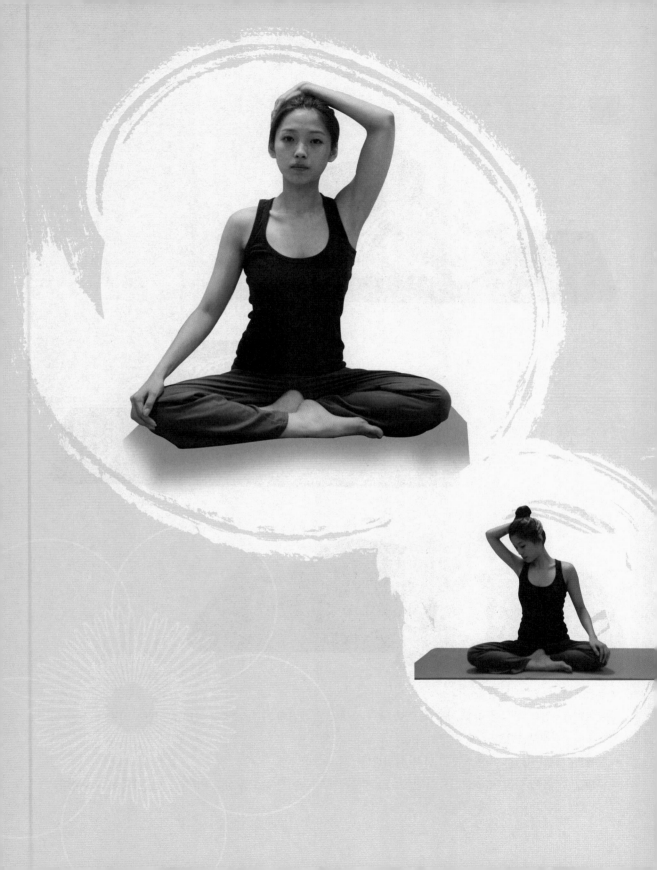

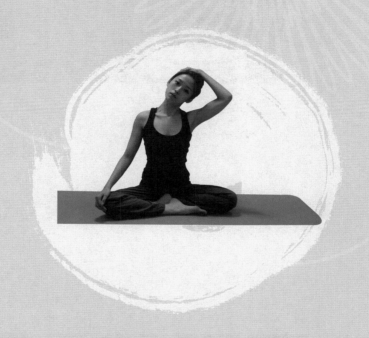

부록 ::

1. 보호장비

허리보호대

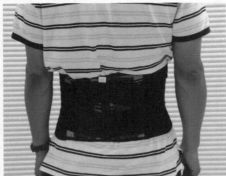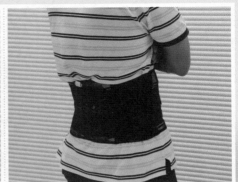

목 보호대

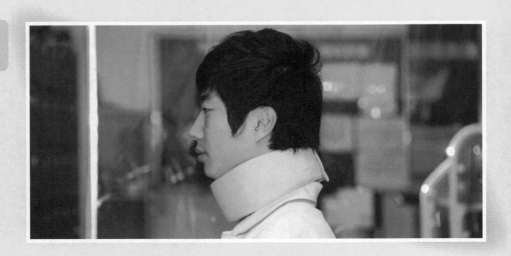

2. 걷기 권장 신발

걷기전문 신발은 안정감과 쿠션감이 뛰어나며 둥근 바닥에 균형이 잘 잡혀 있어서 무게가 한쪽으로 쏠리지 않는 장점이 있다. 또한 특수공법을 사용함으로써 바닥 전체적으로 쿠션 층을 형성하여 착지 시 체중분산을 골고루 하여 발목과 무릎관절을 보호하고 관절염 및 디스크 예방에 효과적이다.

제품을 구입할 때는 가벼우면서 둥근 밑창을 통해 보행 시 충격을 분산시켜주고 자연스러운 3단 보행으로 잘 쓰지 않는 근육을 사용하게 만들어 주는 신발을 선택하는 것이 좋다.

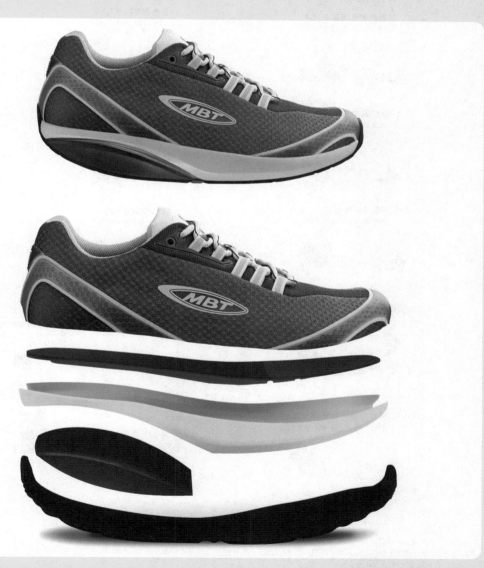

자료 출처 : MBT Korea Co, LTD

허리 굴곡운동 복근 강화운동

디스크예방과 치료를 위한 척추 보호운동

주의사항	운동방법
*모든 동작은 천천히 하기	*3~6세트 반복하기, 하루 2회 실시하기
*통증은 참을 수 있는 범위에서 실시하기	*정점에서 6~10초 유지 ~6초 휴식하기

1. 양손 한쪽 무릎 뒤 잡기
호흡 내쉬며 가슴으로 당기기

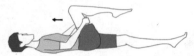

2. 양손 양 무릎 뒤 잡기
호흡 내쉬며 가슴으로 당기기

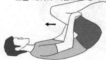

3. 무릎 구부려 눕기
복부 아래로 내리며 엉덩이 힘주기

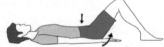

4. 무릎 구부려 눕기
턱 당기며 상체, 양팔 30도 들기

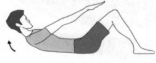

5. 한 다리 뻗어 눕기
뻗은 다리 천천히 45도 들기

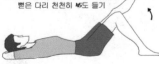

6. 무릎 구부려 눕기
상체, 양팔, 양다리 들기
무릎 90도 유지하기

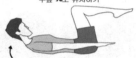

7. 한 무릎 90도 구부려 들기
상체 일으키며 반대 손 무릎 밀기

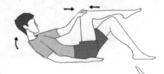

8. 양 다리 펴고 눕기
한다리 천천히 45도 들기

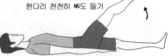

9. 철봉에 매달리기
발은 바닥에 닿기
하체에 힘 빼 허리 늘리기

10. 양팔 펴고 책상에 지지하기
무릎 구부려 다리 힘 빼기
허리 늘어뜨리기

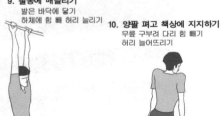

자료 출처 : 강남베드로병원 척추재활센터

허리 신전운동 배부 강화운동

척추를 튼튼하게 하는 운동

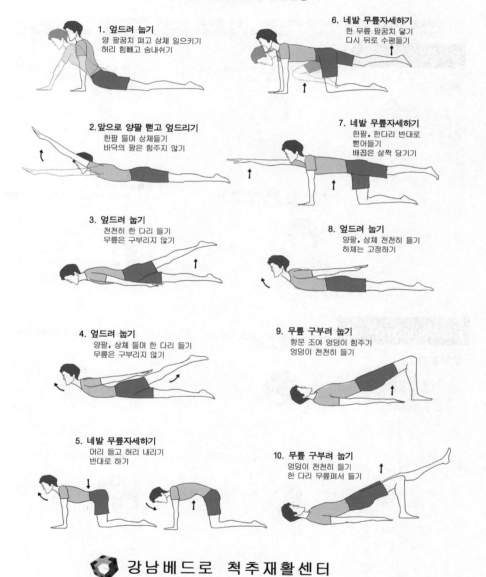

1. 엎드려 눕기
양 팔꿈치 펴고 상체 일으키기
허리 힘빼고 숨내쉬기

2. 앞으로 양팔 뻗고 엎드리기
한팔 들며 상체들기
바닥의 팔은 힘주지 않기

3. 엎드려 눕기
천천히 한 다리 들기
무릎은 구부리지 않기

4. 엎드려 눕기
양팔, 상체 들며 한 다리 들기
무릎은 구부리지 않기

5. 네발 무릎자세하기
머리 들고 허리 내리기
반대로 하기

6. 네발 무릎자세하기
한 무릎 팔꿈치 닿기
다시 뒤로 수평들기

7. 네발 무릎자세하기
한팔, 한다리 반대로
뻗어들기
배꼽은 살짝 당기기

8. 엎드려 눕기
양팔, 상체 천천히 들기
하체는 고정하기

9. 무릎 구부려 눕기
항문 조여 엉덩이 힘주기
엉덩이 천천히 들기

10. 무릎 구부려 눕기
엉덩이 천천히 들기
한 다리 무릎펴서 들기

강남베드로 척추재활센터

자료 출처 : 강남베드로병원 척추재활센터

튼튼한 목을 위한 운동

경추통 환자를 위한 자가운동단계

만성통증 환자들은 "튼튼한 목" 을 위해 다양한 운동이 필요합니다. 쉽게 긴장이 되거나
무리가 되는 목을 보호하기 위해서 목 주위의 근육을 튼튼하게 또는 부드럽게 이완 시키는 운동을 알아 봅니다.

목의 긴장을 푸는 운동

운동방법

1. 각 동작은 정적인 상태 유지
2. 유지시간 6~10초
3. 횟수 3회 반복
4. 호흡 내쉬며 실시하기

1. 어깨 으쓱하며 움추려 최대 수축하기
   6~10초 유지 후 힘빼기.

2. 양손 깍지 끼고 뒷손 받친후
   서서히 펼쳐 유리하기

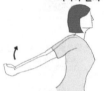

3. 오른팔을 왼쪽 어깨쪽에 대기
   왼팔로 오른팔 팔꿈치 천천히 밀기

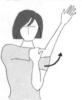

4. 양팔 머리위에서 수건 잡기
   수건 한쪽을 아래로 당겨 어깨 주변 풀기

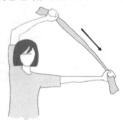

유연성을 넓혀주는 운동

운동방법

1. 각 동작은 정적인 상태 유지
2. 유지시간 10초~15초
3. 횟수 3회 반복
4. 호흡내쉬며 실시하기

1. 목에 긴장풀고 앞으로 천천히
   굽혀 굴곡 유지하기

2. 턱을 수평 당긴 후 천천히 젖혀
   신전 유지하기

3. 측면 머리 구부릴 후 유지하기

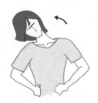

4. 고개를 천천히 돌려 유지하기

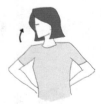

자료 출처 : 강남베드로병원 척추재활센터

튼튼한 목을 위한 운동

경추통 환자를 위한 자가 운동단계

만성통증 환자들은 "튼튼한 목"을 위해 다양한 운동이 필요합니다. 쉽게 긴장이 되거나 무리가 되는 목을 보호하기 위해서 목 주위의 근육을 튼튼하게 또는 부드럽게 이완 시키는 운동을 알아 봅니다.

어깨, 목 주변 근육 강화 운동

주의사항
각 동작은 10~20회, 3세트 실시
몸통 고정하고 팔 움직이기

1. 양팔 옆으로 곧게 벌려 팔돌리기(20회), 반대도 실시

2. 양손 귀를 잡고 앞으로 팔꿈치 모았다가 등뒤로 젖히기 반복

3. 양손 어깨대고 앞으로 팔꿈치 뒤로는 견갑골 닿게 크게 어깨 돌리기(20회), 반대도 실시

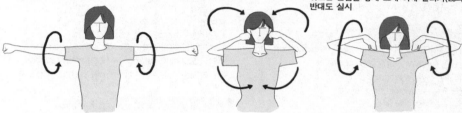

목 근력 강화운동

주의사항
모든 동작은 천천히 하기
통증은 참을 수 있는 범위에서 실시하기
각 동작의 유지시간은 6~10초, 3세트이상 반복하기

1. 뒷머리 양손 깍지한 채 잡기 손과 머리를 서로 반대 힘을 주기

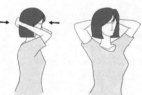

2. 손바닥 이마에 갖다 대기 서로 반대로 힘주어 밀기

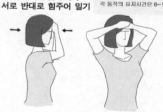

3. 관자놀이(옆머리) 손바닥 갖다대기 서로 반대로 힘주어 밀기, 반대도 실시

4. 손바닥 볼에 대기 수평 돌리기 방향으로 서로 힘주기 (반대도 실시)

5. 한손(양손) 턱 잡기 머리를 수평으로 뒤로 밀어 유지하기

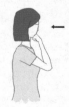

 강남베드로 척추재활센터

자료 출처 : 강남베드로병원 척추재활센터

■ 척추재활 운동장비 설치병원
- 강남베드로 병원 → www.goodspine.org
- 나누리 병원 → www.nanoori.co.kr
- 우리들 병원 → www.wooridul.co.kr
- 자생한방 병원 → www.jaseng.co.kr
- 더조은 병원 → www.doeun4u.com
- 21세기 병원 → www.21spine.co.kr
- 성동구 보건소 → bogunso.sd.go.kr
- 나은병원 → www.naeunhospital.com
- 추가정보검색 → www.medxasia.co.kr

■ 허리, 목 보호장비 관련 사이트
- 메디신샵(MEDICIEN shop) → www.medicienshop.com
- 스탑요통 → www.stopyotong.com
- 애니메디 → www.anymedi.co.kr
- 민영테크 → www.minyeong.co.kr
- 하이웰 → www.ehiwell.com
- 바른 자세의과학연구원 → www.barunjase.co.kr
- 뮬러스포츠메디슨 → www.comfortcare.co.kr
- 스포츠렉스 → www.sportsrex.com
- 이원플러스 → www.eoneplus.co.kr

■ 신발 관련 사이트
- MBT코리아 → www.mbtkorea.co.kr
- 엠에스존 → www.mszone.kr
- 린코리아 → www.rynkorea.co.kr
- 아이젝스 → www.ixex.co.kr
- 디소마 → www.disoma.co.kr
- 스워커 → www.swaker.com
- 헬스킹 → www.healthking.co.kr
- 디앤샵 → www.dnshop.com
- 실버365 → www.silver365.co.kr

■ TAPING 관련 사이트
- 테이핑물리치료학회 → www.taping.pe.kr
- 도와텍코리아 → www.temtextaping.com
- 테이핑코리아 → www.tapingkorea.co.kr
- 테이핑센터 → www.tapingcenter.co.kr
- 하나테이핑 → www.hanataping.com
- 키네시오센터 → www.kinesiocenter.co.kr
- 마이오숍 → www.myoshop.com
- 국제테이핑 → www.kjtaping.co.kr
- 메드테이핑 → www.medtaping.co.kr

■ GYMBALL 관련 사이트
- 코어바디 → www.corebody.co.kr
- 비버리휘트니스클럽 → www.beverlyfitness.co.kr
- 로디샵 → www.rodyshop.co.kr
- 오륜스포츠 → www.oryunsports.com

■ 요가매트 관련 사이트
- GS SHOP → http://www.gsshop.com
- AK몰 → http://www.akmall.com
- 디앤샵 → http://www.dnshop.com
- 옥션 → http://www.auction.co.kr
- G마켓 → http://www.gmarket.co.kr
- 요가매트 전문 코어바디→ http://www.corebody.co.kr
- 영국 요가매트 easyoga → http://www.easyoga.co.kr
- 요가매트 이매트샵 → http://www.ematshop.com

■ 좌식의자 관련 사이트
- 좌식의자 제작전문 황금나무
- → http://www.goldtree9838.co.kr
- 좌식의자 전문 유일가구
- → http://www.Yuilgagu.com
- 좌식의자 승리가구
- → http://www.VICTORYGAGU.com
- 좌식의자 선우사무용가구
- → http://www.sunwoogagu.com
- 정품 좌식의자 할인전문샵
- → http://www.chairkorea.co.kr
- 좌식의자 원체어 → http://onechair.net
- No1좌식의자전문 아트랜드
- → http://www.artland21.co.kr
- 좌식의자 N퍼니처 → http://www.ngagu.co.kr
- GS SHOP 좌식의자 → http://www.gsshop.com/

■ 베개/매트리스 관련 사이트
- 스마터 라텍스 매트리스 → http://www.smarter.co.kr
- 디아모나 → http://www.diamona.co.kr/
- 더라텍스 → http://www.h-s.co.kr/
- 트윈세이버 → http://www.twinsaver.co.kr/
- 로프티 코리아 → http://www.loftykorea.com/
- 수다비 → http://www.sudabi.com/
- 오케이필로 → http://www.okpillow.com/
- 포레스톰 → http://www.forestom.com/
- 화베네 → http://www.fabene.co.kr/

참고자료

1. 강석만(2008). 통증 이렇게 다스린다. 서울. 열림책들.
2. 강희성 외 5인 공역(2008). 운동과스포츠생리학. 서울. 대한미디어.
3. 고도일(2007). 허리병 수술없이 잡는다. 서울. 동아일보사.
4. 김건도, 이병권, 김광기 공역(2007). 요통치료 맞춤 운동. 서울. 형설출판사.
5. 김건도, 이광수 공저(2006). 홈케어 운동요법. 서울. 대경북스.
6. 김건도, 이광수, 황명훈 공저(2005). 건강관리길잡이. 서울. 현문사.
7. 김건도 외 2인 공역(1999). 스포츠재활냉요법. 서울. 현문사.
8. 김건도 외 2인 공역(1999). 스포츠재활트레이닝.서울. 형설출판사.
9. 김건도 외 9인 공역(2002). 움직임해부학2. 서울. 영문출판사.
10. 김건도 외 11인 공역(2002). 정형스포츠물리치료. 서울. 영문출판사
11. 김건도 외 2인 공역(2003). 스포츠재활방법론. 서울. 형설출판사.
12. 김건도 외 2인 공역(2007). 스포츠재활모델러티. 서울. 형설출판사.
13. 김건도 외 2인 공역(2009). 스포츠상해예방과재활. 서울. 메디컬코리아.
14. 김덕훈, 김경수, 감경윤 외 21인 공저(2009). 인체해부학. 서울. 메디컬코리아.
15. 김범수, 김광기, 김인호, 이광수 공역(2010). 건강걷기. 서울. 메디컬코리아.
16. 김범수 역(2008). 도해스트레칭해부. 서울. 영문출판사.
17. 김성현 외 16인 공역(2010). 도해스포츠손상해부. 서울. 영문출판사.
18. 김수연(2008). 알기쉬운 척추질환 119. 서울. 가림출판사.
19. 김정헌(2009). 아침과일다이어트. 서울. 푸른솔.
20. 김진태(2004). 허리를 뒤로 젖힙시다. 서울. 건강다이제스트사.
21. 김창국 외 2인 저(2005). 인체해부학. 서울. 대경북스.
22. 김창규(2006). 오늘부터 실천하는 바른 자세 건강법. 서울. 해냄출판사.
23. 김평섭, 김건도 공역(1999). 최신트레이닝방법론. 서울. 도서출판 태근.
24. 나영무 외 8인 공저(2002). 스포츠손상과 재활치료. 서울. 한미의학.
25. 남상남(2006). 걷기운동 30분. 서울. 넥서스Books.
26. 문지영(2008). 60초 통증치료 만성통증 뿌리 뽑기. 서울. 매일경제신문사.
27. 박문수(2007). 목 디스크 통증 이렇게 고친다. 서울. 중앙생활사.
28. 박시현(2008). 그림으로 보는 근육학. 서울. 박시현근육학연구소.

29. 백인협 외 6인 공역(2007). 기능적운동치료(MMT). 서울. 영문출판사.

30. 송윤경, 김혜경 공저(2008). 근육관절 즉각 해소하는 브릴운동법. 서울. 한언.

31. 신왕홍(2006). 기분좋은 허리 보행. 서울. 도서출판 보체.

32. 왕중권(2007). 기적의 하루 10분 허리어깨통증 해소 건강법. 서울. 중앙생활사.

33. 엄기매 외 22인 공역(2008). 스포츠물리치료(3판). 서울. 영문출판사.

34. 오재근 외 2인 공역(2009). 스트레칭 아나토미. 서울. 푸른솔.

35. 이경영, 김소영 공저(2008). 다이어트영양학. 서울. 대한미디어.

36. 이남진(2007). 척추가 바로 서야 공부가 즐겁다. 서울. 물병자리.

37. 이상호(1998). 허리디스크. 서울. 열음사.

38. 이석인(2005). 근육운동가이드. 서울. 삼호미디어.

39. 이승아(2009.) 나디아의 현대요가백서. 서울. 동양문고.

40. 이승숙(2005). 푸드닥터. 서울. 우듬지.

41. 이승철(2006). 생활속 허리병 클리닉. 서울. 도서출판 청년정신.

42. 이시다하지매 저. 한국생활건강연구회 편역(1998). 허리. 목디스크 이렇게 치료한다. 서울. 태웅출판.

43. 이종서(2007). 알기쉬운 허리디스크 예방과 치료. 서울. 가림출판사.

44. 이주강 역(1999). 부루만의 워킹건강법. 서울. 푸른솔.

45. 이창현 외 16인 공저(2007). 해부생리학. 서울. 메디컬코리아.

46. 이춘성, 이춘기 공저(2007). 상식을 뛰어넘는 허리병 허리디스크이야기. 서울. 한국학술정보(주).

47. 임승길 외 5인 공역(2007). 운동선수테이핑과보조기. 서울. 대한미디어.

48. 자생한방병원 척추디스크센터(2008). 목 소중한 디스크 완벽가이드. 서울. 느낌이 있는책.

49. 자생한방병원(2008). 신 허리디스크 수술없이 완치할 수 있다. 서울. 느낌이 있는 책.

50. 장명재.성기석(2005). 테이핑세라피매뉴얼. 서울. 대경북스

51. 정구영.정한영 공저(2005). 스포츠밸런스테이핑. 서울. 홍경.

52. 정한영 외 3인 공저(2009). 증상별 테이핑요법. 서울. 삼경원.

53. 정희원(2003). 손쉬운 근육통증해소법. 서울. 삼호미디어.

54. 조명희(2006). 내손으로 고치는 생활통증. 서울. 넥셔스 books.

55. 척추포럼&헬스조선(2006). 목 허리 통증 완벽가이드 척추와 디스크. 서울. (주)헬스조선.

56. 최경인(2005). 확 바꿔주는 허리 강화프로그램. 서울. 삼호미디어.

57. 최경인(2005). 확 바꿔주는 목 강화프로그램. 서울. 삼호미디어.

58. 최중기(2008). 척추를 바로잡아야 건강이 보인다. 서울. 바른몸만들기.

59. 한국사회체육학회 편(2001). 인체해부학용어편람. 서울. 대경북스

60. 한국키네시오테이핑협회 편(1999). 스포츠 키네시오테이핑. 서울. 공감사.

61. 한동길(2009). 4주간의 운동치료 허리 통증. 서울. 아우름.

62. 허일웅 역(1995). 파워 스트레칭교본. 서울. 삼호미디어.

63. 현개건강연구회(2006). 어깨결림 치료법. 서울. 태을출판사.

64. Arnold G. Nelson &, , Jouko Kokkonen(2007). Stretching Anatomy. Champarign. Human lcinetics.

65. Bob Bridle(2011). Strength training skills. London.

66. Catherine Mccrum(1997). The supple workout:chest&shoulders. London. Duncan Baird Publishers.

67. Gabriele Dreher Edelmann(2002). Gymnastik fur die halsund brustwirbelsaule. Munchen: Urban& Fischer.

68. James H.Clay., & David M, pounds(2004) Basic Clinical Massage Therapy:Intergrating Anatomy and Treatment. Lippincott, williams & Wilkings.

69. Kendall.F.P. ,Mcreary.E.K ,et al(2005). Muscles:Testing and Function with posture & pain. {hiladelphia. Lippincott Willams & Wilkins.

70. Leslie Kaminoff(2007) YOGA Anatomy. Champarign. Human Kinetics.

71. Olivia H.Miller(2003). Personal Trainer. London. New Holland Publishers.

72. Renita Rehrsen Du Toit(2002).The Good Back Book. London: new Holland Publishers.

73. Stella Weller(2005).The Better Back Book .London, Hamlyn.

74. Sivananda Yoga vedanta Sentre(2003). 101Yoga. London. Dorling Kindersley(DK).

75. Tia Stanmore(2002).Pilates Back Book. London, Hamlyn.

76. Tanya Wyatt(2004). Personal Trainer. London. New Holland Publishers.

77. Wendell Liemohn(2001). Exercise prescription & the back. New York. McGraw-Hill.

한글

ㅂ

ㅅ

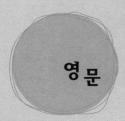
영문

여덟 가지 쉬운 동작으로
2주씩 따라 하면
빠르게 회복되는 종합재활운동 지침서
허리, 목 통증 재활 단계별 맞춤 운동

초판 인쇄 2021년 4월 10일
초판 발행 2021년 4월 15일

지은이   김건도, 이광수
펴낸이   진수진
펴낸곳   청풍출판사

주소   경기도 고양시 일산서구 덕이로276번길 26-18
출판등록 2019년 10월 10일 제2019-000159호
전화   031-911-3416
팩스   031-911-3417
전자우편 meko7@paran.com